न्यूरोथैरैपी द्वारा स्वस्थ जीवन

न्यूरोथैरेपी के प्रति बढ़ती लोकप्रियता का कारण इस चिकित्सा-पद्धति से प्राप्त अच्छे परिणाम, न्यूरोथैरेपी चिकित्सकों का परिश्रम एवं सेवाभाव है।

—**मोहनराव भागवत,** सरसंघचालक, राष्ट्रीय स्वयंसेवक संघ

~•~

आचार्य रामगोपाल दीक्षितजी द्वारा एक महीने की न्यूरोथैरेपी से मुझे बहुत लाभ हुआ है। यह चिकित्सा-प्रणाली भारत के गाँव-गाँव तक पहुँचाने में मेरा सहयोग आपके साथ है।

—**नितिन गडकरी,** सड़क परिवहन एवं राष्ट्रीय राजमार्ग मंत्री, भारत सरकार

~•~

Neurotherapy can treat diseases without any side effect and deserves to be promoted for the benefit of all. I wish Dr. Ram Gopal Dixit all success in life.

—**Sunil Gaur,** Hon'ble Justice Delhi High Court

~•~

'After observing and listening to the wonderful results of neurotherapy. I must declare that it deserves proper recognition by the Government as one of the medical theropies.'

—**Oscar Fernandes,** MP & Gen. Secy. AICC

~•~

श्री रामगोपाल दीक्षित की सच्ची श्रद्धा, लगन, व्यवहार-कुशलता एवं अथक प्रयासों के कारण ही आज न्यूरोथैरेपी-पद्धति उच्च शिखरों पर स्थापित हो रही है।

—**डॉ. लाजपत राय मेहरा,** जनक, न्यूरोथैरेपी

~•~

आचार्य रामगोपाल दीक्षितजी के न्यूरोथैरेपी के प्रति पूर्ण समर्पण, विश्वास एवं सतत प्रयत्न ने इसे नई ऊँचाइयों तक पहुँचाया है। लोगों में आशा की एक किरण जगाई है।

—**श्रीपाद नाईक,** राज्य मंत्री, आयुष मंत्रालय, भारत सरकार

~•~

न्यूरोथैरेपी एक ऐसी चिकित्सा प्रणाली है, जो कम खर्चीली होने के साथ-साथ निरापद भी है तथा इसका कोई साइड इफेक्ट नहीं है। इस दृष्टि से यह विद्या शारीरिक स्वास्थ्य के साथ ही समाज के आर्थिक स्वास्थ्य के लिए भी हितकर है।

—**डॉ. एच.आर. नागेंद्र,** कुलपति, स्वामी विवेकानंद योग अनुसंधान

न्यूरोथैरैपी द्वारा स्वस्थ जीवन

रामगोपाल दीक्षित

प्रभात प्रकाशन

प्रकाशक
प्रभात प्रकाशन प्रा. लि.
4/19 आसफ अली रोड, नई दिल्ली–110002
फोन : 011–23289777 • हेल्पलाइन नं. : 7827007777
इ–मेल : prabhatbooks@gmail.com ❖ वेब ठिकाना : www.prabhatbooks.com

संस्करण
2025

पेपरबैक मूल्य
दो सौ पचास रुपए

मुद्रक
नरुला प्रिंटर्स, दिल्ली

NEUROTHERAPY DWARA SWASTHA JEEVAN
by Ramgopal Dixit

Published by **PRABHAT PRAKASHAN PVT. LTD.**
4/19 Asaf Ali Road, New Delhi-110002

ISBN 978-93-5186-856-9

₹ 250.00 (PB)

लेखकीय

भारत ऋषि-मुनियों का देश है। हमारे ऋषि-मुनि भारत के सामान्य जन के लिए जो उपयोगी एवं आवश्यक है, वह सब अपने आध्यात्मिक अनुभव के आधार पर समाज तक पहुँचाने का काम करते रहे हैं। वे ऋषि अपनी साधना में उच्च स्थान पर होते थे, जो अतीत, वर्तमान एवं भविष्यद्रष्टा, सामर्थ्यवान् तथा दूर जंगल में जिनका बसेरा होता था। अनेक भौतिक सुख, उपयोगी संसाधनों से दूर प्रकृति के नजदीक एवं प्रकृति की गोद में रहकर ढेर सारे अनुष्ठान करते थे। वे सभी अनुष्ठान सिर्फ और सिर्फ मानव-कल्याण के लिए होते थे। ऋषि नई-नई खोज तो करते थे, लेकिन कभी भी उनपर अपना एकाधिकार प्रस्तुत नहीं करते थे। इसी महान् परंपरा के कारण उन्होंने दुनिया को 0, दशमलव, पाई, सात स्वर, 1 से 9 तक की संख्या, ज्योतिषकाल, काल-गणना एव रोग-मुक्ति होने के अलावा स्वस्थ जीवन जीने के लिए एक जीवन-पद्धति के रूप में आयुर्वेद जैसा बहुत बड़ा स्वास्थ्य-विज्ञान हम सबको दिया। धन्य हैं वे ऋषि, धन्य है भारत माता।

ये ऋषि-परंपराएँ हमेशा से सतत गंगा के प्रवाह के रूप में आज भी पूज्य लाजपतराय मेहरा जैसे ऋषियों को जन्म दे रही हैं। उन्होंने भी इसी प्रकार हमारे वैदिक ज्ञान को अपनी सतत साधना के द्वारा आधुनिक विज्ञान के रूप में हमारे सामने रखा है। उन्होंने पिछले लगभग 70 वर्षों

से स्वयं को ही एक प्रयोगशाला बना दिया है और अनवरत कार्य-साधना के माध्यम से नाड़ी विज्ञान जैसा विज्ञान हम सबके सामने प्रस्तुत किया है।

मेरा स्वयं का अनुभव भी कुछ इसी प्रकार का है। उस साधना का साक्षात्कार मुझे भी करने का सौभाग्य प्राप्त हुआ, जहाँ देश की आधी से अधिक आबादी गरीबी रेखा से नीचे जीवन-यापन करती हो और रोगियों की संख्या दिन-प्रतिदिन गुणात्मक वृद्धि कर रही हो, उन रोगों का उपचार भी संभव न हो, रख-रखाव भी महँगा होने के कारण सामान्य व्यक्ति की पहुँच से बहुत अधिक दूर की बात है। ऐसे में न्यूरोथैरेपी सामान्य जन के लिए आशा की किरण साबित हो रही है।

—रामगोपाल दीक्षित

सत्यमेव जयते

श्रीपाद नाईक
SHRIPAD NAIK

राज्य मंत्री (स्वतंत्र प्रभार)
आयुर्वेद, योग व प्राकृतिक चिकित्सा, यूनानी, सिद्ध एवं
होम्योपैथी (आयुष) मंत्रालय
राज्य मंत्री, स्वास्थ्य एवं परिवार कल्याण
भारत सरकार
MINISTER OF STATE (INDEPENDENT CHARGE)
FOR AYURVEDA, YOGA & NATUROPATHY
UNANI, SIDDHA AND HOMOEOPATHA (AYUSH)
AND MINISTER OF STATE FOR HEALTH &
FAMILY WELFARE, GOVERNMENT OF INDIA

अभिमत

हमारे देश में ज्ञान-विज्ञान की उज्ज्वल परंपरा रही है। समृद्ध ज्ञान व विश्व कल्याण की भावना के कारण ही भारत की विश्व में विशिष्ट पहचान है। भारत में कई ऐसे भाग हैं, जहाँ के वातावरण एवं खाने-पीने की वस्तुओं से ही रोगों का उपचार संभव हुआ है। आगे जाकर यही पद्धतियाँ चिकित्सा का मूल आधार बनी हैं। इनकी विशेषता रही है कि ये अत्यंत सरल हैं एवं गरीब व्यक्ति भी इन्हें आसानी से करवाने में सक्षम है। बिना किसी आंतरिक या बाह्य कुप्रभाव से परे रोगों का सरल व स्थायी उपचार करने में समर्थ रही हैं। इन पद्धतियों को हमारे समाज ने आत्मसात् किया है। इन पद्धतियों के प्रवर्तकों एवं चिकित्सकों में उनकी साधना एवं इनको आत्मसात् करने के कारण ही लोगों का विश्वास स्थापित हुआ है।

ये पारंपरिक चिकित्सा-पद्धतियाँ भारत में कई नामों से जानी जाती हैं। अनेक रोगों की चिकित्सा और सफलता के कारण इन्हें पहचान मिली है। जहाँ आधुनिक चिकित्सा-प्रणाली अत्यंत महँगी होने के कारण आम व्यक्ति की पहुँच से बाहर होती जा रही है, इसीलिए ये पारंपरिक चिकित्साएँ अधिक लोकप्रिय होती जा रही हैं।

हमारे माननीय प्रधानमंत्री श्री नरेंद्र मोदीजी ने इनके महत्त्व को जानकर

आयुष मंत्रालय का गठन किया है, जिससे इनका संरक्षण व संवर्धन किया जा सके। इसी परंपरा की एक कड़ी है न्यूरोथेरैपी। दिल्ली के आरोग्यपीठ में आचार्य रामगोपाल दीक्षितजी से मैंने स्वयं इस चिकित्सा का अनुभव लिया और इसे जाना। निस्संदेह न्यूरोथेरैपी के आविष्कारक डॉ. लाजपत राय मेहराजी ने गहन साधना करके इसे आधुनिक रूप दिया। रोगियों के सुखद अनुभवों तथा अपने स्वयं के अनुभव के आधार पर मैं स्वयं इसकी तथा इसके जैसी अन्य पद्धतियों को भारत सरकार के आयुष मंत्रालय की सूची में सम्मिलित करके इनके संरक्षण के प्रति कटिबद्ध हूँ।

आचार्य रामगोपाल दीक्षितजी के न्यूरोथेरैपी के प्रति पूर्ण समर्पण, विश्वास एवं सतत प्रयत्न ने इसे नई ऊँचाइयों तक पहुँचाया है। लोगों में आशा की एक किरण जगाई है, उनके इस प्रयत्न से एक दिन संपूर्ण भारत इसके प्रति जागरूक होगा, जिस श्रद्धा-भावना से थेरैपिस्ट सेवा में लगे हैं।

भारत सरकार का आयुष मंत्रालय न्यूरोथेरैपी के विकास में अपनी भूमिका अवश्य ही निश्चित करेगा। आचार्य रामगोपाल दीक्षितजी की इस पुस्तक से जन-जन में नई जागृति उत्पन्न होगी। इस पद्धति के द्वारा लोगों को रोजगार मिलेगा—हमारे माननीय प्रधानमंत्रीजी ने कौशल विकास योजना की घोषणा कर युवाओं को इस दिशा में आने के लिए प्रेरित किया है। यह पुस्तक सर्वसाधारण के लिए निश्चित ही लाभदायक होगी। इस अवसर पर मेरी शुभकामनाएँ आपके साथ हैं।

(श्रीपाद नाइक)

Office: 101, Ayush Bhavan, B Bloks. GPO Complex. INA
New Delhi-110023
Tel.: 011-24651955, 011-24651935 Fax: 011-24651936
E-mail: minister_ayush@nic.in
Office: Nirman Bhavan, 250, A Wing, New Delhi-110001
Tel.: 011-23061016, 23061551 Fax: 011-23061157
E-mail: shripad.nail@sansad.nic.in

Res. (Delhi) : 1, Lodhi Estate, New Delhi-110003
Tel.: 011-24635396, 011-24641398
Res. (Goa) : 'vijayshree' House No. 111. St. Pedro, Oldgoa, Goa-403402
Tel.: 0832-2444510, 0832-2444088

स्वामी विवेकानंद योग अनुसंधान

Swami Vivekananda Yoga Anusandhāna Samsthāna

(Declared as Deemed-to-be University under Section 3 of the UGC Act, 1956)

Eknath Bhavan, # 19, Gavipuram Circle, Kempegowda Nagar, Bangalore-560019

Ph: 080-2661 2669, Telefax: 080-2660 8645

E-mail: svyasa@svyasa.org Website: www.svyasa.org

भूमिका

भारतीय संस्कृति में स्वस्थ का अर्थ अंग्रेजी के Healthy शब्द से नहीं लिया गया है। संस्कृत साहित्य में कहा गया है—'स्वस्मिन् तिष्ठति इति स्वस्थ', अर्थात् जो अपने आप में स्थित है, वही स्वस्थ है।

भारतीय चिकित्सा पद्धतियों का मूल आधार यही रहा है। वे सिर्फ शरीर के स्तर पर ही नहीं, बल्कि शरीर, मन, भाव एवं चेतना के स्तर पर कार्य करती हैं। न्यूरोथैरेपी विद्या एक ऐसी ही चिकित्सा प्रणाली है, जो केवल बीमारी के लक्षणों का ही नहीं, बल्कि उसके मूल कारणों को खोजकर उसका निदान करती है। श्री रामगोपाल दीक्षित द्वारा लिखित 'न्यूरोथैरेपी द्वारा स्वस्थ जीवन' एक ऐसी पुस्तक प्रकाशित हो रही है, जो जन-साधारण को कुछ ऐसी तकनीक उपलब्ध कराएगी, जिससे वे अपने स्वयं के जीवन को भी स्वस्थ रख सकते हैं और घर-परिवार तथा आसपास के लोगों को भी स्वस्थ रखने में उपयोगी हो सकते हैं।

बहुत सी चिकित्सा प्रणालियाँ महँगी होने के साथ ही उनके साइड इफेक्ट भी सामने आते हैं। किंतु न्यूरोथैरेपी एक ऐसी चिकित्सा प्रणाली है, जो कम खर्चीली होने के साथ-साथ निरापद भी है तथा इसका कोई साइड इफेक्ट नहीं है। इस दृष्टि से यह विद्या शारीरिक स्वास्थ्य के साथ ही समाज के आर्थिक स्वास्थ्य के लिए भी हितकर है।

हमारा देश भारत प्राचीनकाल से ही ऐसी पारंपरिक चिकित्सा-पद्धतियों का धनी रहा है। यहाँ अनेक साध्य-असाध्य रोगों का सहज,

सरल एवं प्रभावी उपचार होता रहा है। लेकिन उन पद्धतियों के प्रति प्रशासनिक उपेक्षा के कारण उनमें समयानुकूल शोध एवं उनकी प्रस्तुति नहीं हो पाई। अब समय आ गया है कि पारंपरिक चिकित्सा-पद्धतियों को सूचीबद्ध कर उनके संरक्षण एवं संवर्धन पर कार्य करने की आवश्यकता है। हमारे वर्तमान प्रधानमंत्री माननीय नरेंद्र मोदी ने इस दिशा में एक प्रभावी एवं सार्थक पहल भी की है, जिससे स्वास्थ्य के क्षेत्र में हमारा देश न केवल स्वावलंबी हो सकेगा, बल्कि दुनिया का ओषधि-रहित चिकित्सा-पद्धतियों का और अनेक कुप्रभावों से लोगों को बचाकर उनके शरीर के आंतरिक पर्यावरण को स्वस्थ बनाए रखने में सहयोग भी कर सकेगा।

श्री रामगोपाल दीक्षित इस विद्या के विशेषज्ञ होने के साथ-साथ स्वयं एक अच्छे साधक हैं। उनकी साधना जन-जन को स्वस्थ बनाने में सहायक बने। आशा है, सुधी पाठक 'न्यूरोथैरैपी द्वारा स्वस्थ जीवन' पुस्तक का पूरा लाभ उठाएँगे, तभी लेखक की तपस्या फलीभूत होगी।

नागेन्द्र

(डॉ. एच.आर. नागेंद्र)

कुलपति

अनुक्रम

आदरणीय श्री लाजपतराय मेहरा

वर्तमान युग के ऋषि, जिन्होंने वैदिक ज्ञान को आधुनिक विज्ञान के रूप में जन-सामान्य के उपयोग के लिए न्यूरोथैरेपी के रूप में हम सबके सामने प्रस्तुत किया है। आपने एक औद्योगिक घराने में जन्म लेने के बावजूद उसको छोड़कर चिकित्सा एवं सेवा-क्षेत्र को चुना। आपकी औपचारिक शिक्षा चिकित्सा-विज्ञान की न होने के बाद भी आपने शरीर-क्रिया विज्ञान की बड़ी-बड़ी पुस्तकों को पढ़कर आत्मसात् कर लिया।

बचपन से मेहराजी अपनी माँ की धरन ठीक करते थे। अच्छा अनुभव होने के कारण 25 साल की उम्र तक वे न्यूरोथैरेपी में सिद्धहस्त हो गए और हजारों लोगों को रोग-मुक्त करने का प्रयास किया। वह नहीं जानते थे कि लोग क्यों ठीक हो रहे हैं। लेकिन वह देख रहे थे कि लोग इससे ठीक हो रहे हैं।

डॉक्टर की लापरवाही से मेहराजी की बेटी का कम उम्र में निधन हो गया और वह देखते रह गए। उनका मन उन्हें कचोटने लगा कि मैं क्यों डॉक्टर के भरोसे रहा? क्या इसी तरह से लोग मरते रहेंगे? और यही उनके जीवन का टर्निंग प्वॉइंट बना।

यहीं से उन्होंने शरीर-क्रिया एवं शरीर-संरचना विज्ञान का अध्ययन किया और न्यूरोथैरेपी में दिए जानेवाले दबाव तथा उस दबाव से रोगी पर होनेवाले प्रभावों का अध्ययन एवं विश्लेषण करना प्रारंभ कर दिया।

इन विश्लेषणों से ग्रंथियों को उकसाने से उनके द्वारा उत्पन्न रसायनों में किए जानेवाले परिवर्तनों के रूप में सुखद एवं आश्चर्यजनक परिणाम आने लगे।

इसी के आधार पर उन्होंने दबाव-बिंदुओं के स्थान का नाम उस अंग (Organ) के नाम पर रखना प्रारंभ कर दिया। यही उनकी रिसर्च न्यूरोथैरेपी के रूप में प्रकट हुई। संसाधनों का अभाव होने के कारण जितने अधिक वैज्ञानिक-विश्लेषण एवं अनुसंधान किए जाने चाहिए थे, वे नहीं हो पाए। लेकिन फिर भी, मेहराजी ने अनेक फॉर्मूले एवं उपचार हमारे सामने प्रस्तुत किए।

□

न्यूरोथैरैपी चिकित्सा

न्यूरोथैरैपी नाभि को केंद्र मानकर रोग का उपचार करने की वैदिक पद्धति है। यह बिना दवा, बिना दर्द, बिना उपकरण एवं बिना किसी उपकरण की सहायता से उपचार करने की पद्धति है। इसका कोई कुप्रभाव भी नहीं है। यह चिकित्सा किसी भी आयु-वर्ग के रोगी को की जा सकती है।

भारतीय ऋषियों द्वारा समाधि की उच्च अवस्थाओं में प्राप्त प्राचीनतम महाज्ञान, जिससे वे राजवैद्य राजा-महाराजाओं का उपचार करते थे तथा गुरुकुलों में इसकी शिक्षा पाकर उनके शिष्य स्वयं को और समाज को नीरोगी रखने में समर्थ होते थे। अनेक वर्षों से वह वैदिक महाज्ञान धीरे-धीरे लुप्तप्राय हो गया था। उस महाज्ञान को श्री लाजपतराय मेहराजी ने खोजकर अपने अभिनव, वैज्ञानिक एवं अपने सरल तरीके से हम सभी के सामने प्रस्तुत किया है। एक ऐसी चिकित्सा-पद्धति, जिसमें एक व्यक्ति दूसरे व्यक्ति की सहजता से चिकित्सा कर सकता है।

दरअसल इस चिकित्सा के प्रैक्टिशनर्स को हमारे शरीर में मौजूद ऑर्गन, ग्लैंड्स, रिफ्लैक्सेस एवं संपूर्ण शरीर में फैली नर्व्स के बारे में गहरे अध्ययन की आवश्यकता होती है। इस पद्धति द्वारा शरीर की क्रियाओं को सामान्य किया जाता है। शरीर के अनेक रस प्रवाहों को, जैसे—एसिड बेस, पाचक रसों एवं हार्मोंस आदि को संतुलित किया जाता है।

□

न्यूरोथैरैपी एवं अन्य चिकित्सा-पद्धतियों की मान्यताएँ

हर एक थैरेपी की अपनी मान्यताएँ होती हैं, जिनके आधार पर वे कार्य करती हैं। उदाहरण के लिए, बीमारियाँ क्यों आती हैं, इस विषय पर विभिन्न चिकित्सा-प्रणालियों में क्या कहा गया है। यह देखें—

एलोपैथी शरीर में बीमारियाँ आने के पाँच मुख्य कारण मानती है—

इन्फेक्शन (संक्रमण), पोषक तत्त्वों की कमी, डी़जेनरेशन

ऊतकों का नष्ट होना एवं जन्मजात या जींस की गड़बड़ी से आई बीमारियाँ।

आयुर्वेद के अनुसार, शरीर में तीन दोषों में असंतुलन के कारण ही बीमारियाँ आती हैं—वात, पित्त या कफ।

होम्योपैथी

वाइटल फोर्स (vital force) का कम होना या निम्न तीन ह्यूमोरस HUMORS में असंतुलन से बीमारियाँ आती हैं—

सोरा (Psora), सिफिलिस (Syp), साइकोसिस (Sycosis)।

जैव रासायनिक तंत्र

शरीर की सेल्स के अंदर बारह सॉल्ट होते हैं। इनमें किसी की

कमी होने से बीमारियाँ आती हैं।

प्राकृतिक चिकित्सा—हम अगर प्रकृति के नियमों को तोड़ेंगे या उनके साथ नहीं चलेंगे तो हमारे शरीर में विषाक्त पदार्थ (toxins) यानी अनावश्यक चीजें इकट्ठा हो जाती हैं, जिससे शरीर की वाइटल फोर्स (vital force) यानी जीवनी शक्ति को नुकसान पहुँचता है और शरीर बीमारियों का शिकार बन जाता है।

न्यूरोथैरेपी के अनुसार—हमारे शरीर में बीमारी आने के निम्न कारण हैं—

जब कुछ ग्रंथियाँ (glands) ठीक से काम नहीं करतीं,
या वे सही मात्रा या सही समय में अपने रसायनों (chemicals)
या हार्मोनों (hormones) का निर्माण नहीं करतीं
और उनके केमिकल्स अपने उचित स्थान में नहीं पहुँचते हैं।
शरीर का पाचन-संस्थान, फेफड़े एवं गुर्दे ठीक से काम करें तो
बीमारी आ ही नहीं सकती।

इनके अलावा, न्यूरोथैरेपी की अपनी मान्यताएँ हैं, जिनके आधार पर उपचार किया जाता है। ये मान्यताएँ दो प्रकार की हैं—एक, जो कि अपने अनुभवों से प्राप्त हैं और दूसरी वे, जो मेडिकल साइंस की फिजियोलॉजी (physiology) के तत्त्वों पर आधारित हैं, पर जिनकी व्याख्या को वे अपने अनोखे दृष्टिकोण से बदलकर एक औषध-रहित उपचार-पद्धति के अंतर्गत उपयोग में लाते हैं—

अनुभव से प्राप्त मान्यताएँ

- नाभि ही शरीर का केंद्र है। बीमारी चाहे कोई भी हो, उसके साथ-साथ नाभि के आस-पास कुछ खास जगहों पर दबाएँ या बिना दबाए ही दर्द महसूस होगा। उन दर्दों को ठीक कर दें तो बीमारी अपने आप ठीक होती जाएगी।

- शरीर पर खास जगहों पर निश्चित समय के लिए निर्धारित क्रम में दबाव डालकर हम नाभि के इन दर्दों को निकाल सकते हैं। इस प्रकार से या अन्य खास तरीकों से दबाने या घिसने से हम शरीर की ग्रंथियों को खास क्रम से उकसाकर विभिन्न रसायन बना सकते हैं। इन तरीकों से जो ग्रंथियाँ पहले काम नहीं कर रही थीं, वे ठीक से काम करने लगेंगी और बीमारी ठीक हो जाएगी।[1]
- फेफड़े, गुर्दे एवं पाचन-संस्थान ठीक रहें तो कोई बीमारी आ ही नहीं सकती।
- बड़ी-से-बड़ी बीमारियाँ आने का मुख्य कारण है भोजन का ठीक से न पचना या उसका ठीक से अवशोषित न होना। खाना ठीक से न पचने से खाए हुए पदार्थ हमें मल में अनपचे ही दिखाई देंगे। कैल्सियम एवं अन्य मिनरल्स तथा विटामिन्स का अवशोषण नहीं होगा तो कैल्सियम की कमी से मांसपेशियाँ तथा ग्रंथियाँ ठीक से काम नहीं करेंगी।
- जैसे कि पहले लिखा गया है, शरीर में बीमारी आने के तीन मुख्य कारण हैं—ग्रंथियों का ठीक प्रकार से काम न करना या उन ग्रंथियों के रसायनों का कम-ज्यादा होना या उनका उचित जगह पर या उचित मात्रा में न पहुँचना। मूल कारण को ठीक करने से बीमारी अपने आप ठीक होगी।
- कई बीमारियों में 'Pan' के प्वॉइंट में दर्द पाया जाता है। हम 'Pan' के प्वॉइंट को विभिन्न तरीकों से उकसाकर कई बीमारियों को ठीक कर सकते हैं।

---

1. उदाहरण—कैंसर के रोगी को (2) Pan-6 second के लिए ही देना है। इससे सोमेटोस्टेटिन बनेगा, जो कैंसर को खत्म करता है। लेकिन अगर हम Pan-6 second से ज्यादा timing दे दें, अगर 12 second हो जाएँ तो (2) Pan के बदले (4) Pan हो जाएगा, जिससे Glucagen बनेगा, जो कि कैंसर सेलों को energy यानी शक्ति देगा। इससे अनेक रोगियों को लाभ पहुँचा है।

- अनुभव से यह पता चला है कि बाईं कमर के नीचे Mu° प्वॉइंट में दर्द का होना रक्त में पानी की कमी यानी एसिड बढ़ने के लक्षणों से जुड़ा है। जबकि बाईं कमर के नीचे Liv° प्वॉइंट में दर्द का होना रक्त में पानी ज्यादा यानी एल्कली बढ़ने के लक्षणों से जुड़ा है।
- एसिड व एल्कली का संतुलन बिगड़ने से तरह-तरह के रोगों की समस्या उत्पन्न हो जाती है। एसिड बढ़ने से शरीर के बाएँ हिस्से में दर्द हो सकता है। एल्कली बढ़ने से मांसपेशियाँ कड़क हो जाएँगी तथा भयंकर बीमारियाँ आती हैं।

वे मान्यताएँ, जो शरीर-विज्ञान के तथ्यों पर आधारित हैं—

- शरीर में कई मुख्य रसायनों का निर्माण दो या दो से अधिक जगहों (अंगों) में होता है। एक जगह के बिगड़ जाने से उन रसायनों का निर्माण नहीं होगा। तब हम दूसरी जगह को न्यूरोथैरेपी द्वारा उकसाते हैं, जिससे वह रसायन निकलता है और बीमारी ठीक होती है।
- विभिन्न अंत:स्रावी ग्रंथियों की गड़बड़ियों को हम पिट्यूटरी ग्रंथि को उकसाकर ठीक कर सकते हैं, क्योंकि पिट्यूटरी ग्रंथि का प्रभाव कई अंत:स्रावी ग्रंथियों पर पड़ता है।
- सभी हार्मोंस के कच्चे पदार्थ तीन ही तत्त्वों से बने हैं—कॉलेस्टेरॉल (cholesterol), टाइरोसिन अमीनो एसिड (tyrosine amino acid) एवं प्रोटीन। इन तीन चीजों के ठीक से बनने एवं अवशोषित होने के लिए पाचन-संस्थान यानी पाचन-तंत्र का ठीक होना जरूरी है, जिसे हम न्यूरोथैरेपी द्वारा ठीक करते हैं।
- मस्तिष्क के प्रमुख रसायनों में से किसी एक की भी कमी होने से सेंट्रल नर्वस सिस्टम बिगड़ जाता है। तब हम न्यूरोथैरेपी द्वारा आँत के नर्वस सिस्टम को उकसाकर मस्तिष्क की उस बीमारी को ठीक करते हैं। उदाहरण—पॉर्किंसन, मोटर न्यूरॉन डिसऑर्डर इत्यादि।

- विटामिन्स शरीर में नहीं बनते। उन्हें आहार से ही प्राप्त करना है।[2] कुछ खास विटामिन्स की कमी के साथ पीठ के निचले भाग में कुछ दर्द भी महसूस होता है। जैसे ही हम न्यूरोथेरैपी उपचार द्वारा पाचन-संस्थान को ठीक करते हैं और उन दर्द के प्वॉइंट से दर्द निकालने लगते हैं, विटामिन्स की कमी से आए लक्षण कम होने लगते हैं। इस प्रकार हम विटामिन्स की कमी की बीमारियों को बिना दवा के ठीक करते हैं।
- जब बाल्य ग्रंथियाँ (thymus glands) की कोशिकाएँ अपने शरीर की कोशिकाओं को ही मारने लगती हैं तो उसे 'ऑटो इम्यूनिटी' कहते हैं। इससे आई बीमारियों को 'ऑटो इम्यून डिसऑर्डर' कहते हैं। ऐसी बीमारियों में मरीजों को स्टेरॉइड्स की दवाइयाँ दी जाती हैं, जिनके काफी दुष्परिणाम होते हैं। न्यूरोथेरैपी का नियंत्रण एड्रीनल ग्रंथि पर है, जो कि बाल्य ग्रंथियों (thymus) को दबाता है तो न्यूरोथेरैपी में ऐसी बीमारियों को ठीक करने के लिए हम एड्रीनल कॉर्टिक्स को उकसाकर शरीर में ही स्टेरॉइड्स बनाते हैं, जिसके दुष्परिणाम नहीं होते।
- योग से हमें पता है कि दाईं और बाईं नाक से श्वास लेने में फर्क है। वैसे ही न्यूरोथेरैपी की अनुपम खोज है कि दोनों अंडाशय, दोनों गुर्दों एवं एड्रीनल ग्रंथि के दोनों मेडुला (यानी अंदरूनी भाग) ये अलग-अलग काम करते हैं। इसके कुछ उदाहरण हैं—

बायाँ गुर्दा	80 प्रतिशत अम्ल फिल्टर करता है	दायाँ अंडाशय	80 प्रतिशत प्रोजेस्ट्रॉन बनाता है
दायाँ गुर्दा	80 प्रतिशत एल्कली	एड्रीनल	80 प्रतिशत

2. इसके लिए भी पाचन-संस्थान का ठीक होना जरूरी है।

	फिल्टर करता है	मेड्यूल बायाँ	एपिनफ्राइन बनाता है
बायाँ अंडाशय	80 प्रतिशत इस्ट्रोजेन बनाता है	एड्रीनल मेड्यूल दायाँ	80 प्रतिशत नॉरपियनफ्राइन बनाता है

हमारी विशेष खोज है कि बाएँ हाथ की अनामिका उँगली का दर्द रक्त में एसिड बढ़ने से संबंधित है, जबकि दाएँ हाथ की अनामिका उँगली का दर्द एल्कली बढ़ने से है।

मुँह से श्वास छोड़ते हुए 'हा' जैसी आवाज निकालने से बाएँ हाथ की अनामिका उँगली का दर्द निकलेगा। (left hand ring finger—इसे सूचित करने के लिए 4th LT लिखते हैं।)

मुँह से श्वास छोड़ते समय 'हू' जैसी आवाज निकालने से दाएँ हाथ की अनामिका उँगली का दर्द निकलेगा। (right hand ring finger—इसे सूचित करने के लिए 4th RT लिखते हैं।)

यहाँ तक कि गाल के दोनों बाजू की लार ग्रंथियाँ भी अलग-अलग स्राव निकालती होंगी। इसमें खोज भी जारी है।

दाईं ओर से चबाएँगे एल्कली तो Mu° का दर्द निकलेगा।

बाईं ओर से चबाएँगे तो एसिड बढ़ेगी तो Liv° का दर्द निकलेगा।

□

अनुभव-जनित फॉर्मूले एवं उपचार

न्यूरोथैरपी न केवल एक वैदिक ज्ञान है, बल्कि विज्ञान से भी सामंजस्य रखती है। इस पद्धति में खास तरीकों से शरीर की विभिन्न ग्रंथियों को उकसाकर शरीर के अंदर रक्त-संचार की गड़बड़ियों को ही नहीं, बल्कि हार्मोंस, एंजाइम्स और विटामिन्स इत्यादि के असंतुलन को भी सुधारते हैं।

उदाहरण—हमारा अग्न्याशय सोमाटोस्टेटिन नामकहार्मोन बनाता है, जो असामान्य वृद्धि को रोकता है तो हम न्यूरोथैरपी द्वारा अग्न्याशय को खास समय के लिए उकसाकर फाइब्रोइड्स या Cyst को ही नहीं, बल्कि मस्तिष्क के ट्यूमर को भी खत्म कर पाते हैं।

6 सेकंड दबाव का विज्ञान

न्यूरोथैरपी में दबाव 6 सेकंड ही क्यों? यह भी विज्ञान है। मांसपेशियों पर दबाव पड़ने से रक्त कोशिकाएँ दबती हैं, जिससे उनकी मांसपेशियाँ आगे रक्त-आपूर्ति कम हो जाती है तथा पीछे रक्त थम जाता है, जिससे आगे व पीछे दोनों ओर ग्लूकोज तथा ऑक्सीजन समाप्त होने लगते हैं, जिससे लेक्टिक एसिड के बढ़ने की संभावना होती है। अत: ऐसा न हो, इसी कारण 6 सेकंड के बाद दबाव छोड़ दिया जाता है।

इसे हम वैज्ञानिक पद्धति इसलिए भी कहते हैं, क्योंकि इसके उपचार को ठीक रूप से समझकर चाहे कोई भी कितनी ही बार एक ही

व्यक्ति पर या अलग-अलग व्यक्तियों पर प्रयोग करे, फिर भी एक जैसे निष्कर्ष या परिणाम निकलते हैं।

जिस क्रम में शरीर की ग्रंथियाँ रसायन को अंतिम रूप देती हैं, उसी क्रम में उन ग्रंथियों को उकसाने (स्टीमुलेट) के लिए फॉर्मूले तैयार किए हैं। अनुभव के आधार पर जिनके उदाहरण नीचे दिए जा रहे हैं।

□

उपचार देने के लिए फॉर्मूले एवं उनका उपयोग

Acid Treatment Formula and Science (ATF)

ATF फॉर्मूले के दो मुख्य रूप हैं—एक, जिसमें 'Adr' दिया जाता है और दूसरा, जिसमें 'थाइमस चेस्ट' दिया जाता है। लेकिन उनके अलग-अलग उपयोग हैं—

(a) (8) Pan (1) Gal (3) Mu° (1) acid (4) Lt. Ch. Only (6) Adr
(b) (8) Pan (1) Gal (3) Mu° (1) acid (4) Thymus + Chest

(8) Pan	अग्न्याशय के पाचक किण्वक (enzyme) द्वारा ड्यूअॅडीनअॅम में काइम की एसिड को शांत करने।
(1) Gal	गॉल ब्लैडर का बाइल भी काइम के एसिड को शांत करेगा
(3) Mu°,(1) acid	इन दोनों प्वॉइंट के दर्द निकालने के लिए।
(6) Adr	शरीर की ज्वलनशीलता को खत्म करेगा, चाहे वह आँत में हो या अन्य किसी अंग में। रक्त की अम्लता को भी कम करेगा।

अधिकांश लोगों को पहले फॉर्मूले—जिसमें 'Adr' है—से अधिक लाभ पाया गया है। अगर मधुमेह का रोगी हो तो ATF के साथ में

Loveleen Sulta ulta देने से और लाभ होगा। लेफ्ट ऑनली से कार्बन डाइ-ऑक्साइड निकलेगी और ऐसा देखा गया है कि इससे भी Mu° का दर्द निकलता है, यानी इससे भी एसिड कम होगा।

लेकिन अगर किसी को Mu° के दर्द के साथ इनमें से कोई भी लक्षण हो—

• अगर मार लगी हो	• किसी वायरस या बैक्टीरिया से इन्फेक्शन हुआ हो।
• चेहरे पर मुँहासे या शरीर में फोड़े हों	• हाल ही में आया खुजली, एलर्जी या त्वचा रोग हो।

तो उन्हें 'Th + Ch' वाला फॉर्मूला देना है। थाइमॅस चेस्ट देने से शरीर में कहीं भी दर्द या इन्फेक्शन से एलर्जी हो तो वह कम होगी। लेकिन मधुमेह के रोगियों को 'थाइमॅस' या 'थाइमॅस चेस्ट' नहीं देना, क्योंकि मधुमेह (Diabetes) को ऑटो इम्यून डिसऑर्डर माना जाता है, जिसमें थाइमस ग्लैंड हाइपर होता है।

1,25 DCC फॉर्मूला (1,25 dihydroxycholecalciferol)

यह एक अनूठा फॉर्मूला है, जिसमें मेहराजी ने शरीर विज्ञान (physiology) के तथ्यों का अभ्यास करके अपनी ही अनोखी शैली में एक दवाई-रहित उपचार में परिवर्तन किया है। रक्त में कैल्सियम की मात्रा बढ़ाने के लिए यह फॉर्मूला देते हैं। साथ ही यह फॉर्मूला गुर्दों की क्रियाशीलता को बरकरार रखने और सभी आवश्यक तत्त्वों के पाचन व अवशोषण में भी मदद करता है।

1,25 DCC का कार्य—1,25 DCC एक हार्मोन है, जिसका कार्य है—कैल्सियम का अवशोषण कराना। इसका मूल पदार्थ यानी कॉलेस्टेरॉल (cholesterol) है। यह स्टेरॉल (sterol) वंश का है, अत: इसे स्टेरॉइड हॉर्मोन (steroid hormone) कहते हैं। 1,25 DCC के कार्य को ठीक से

समझने के लिए हमें पहले यह समझना है कि शरीर में कैल्सियम कैसे अंदर पहुँचता है और कैसे उसका निकास होता है।

भोजन में दही, दूध, पालक, मूली, प्याज तथा फलों में केला इत्यादि खाने से कैल्सियम पर्याप्त मात्रा में मिल जाता है। उसका अवशोषण इलियम के विल्लाइ (villi) द्वारा किया जाता है और वहाँ से वह रक्त में मिल जाता है। लेकिन इलियम में उसका अवशोषण तभी होगा, अगर रक्त में पर्याप्त मात्रा में 1,25 DCC हो। नहीं तो सारा-का-सारा कैल्सियम मल द्वारा निकल जाएगा।

रक्त में यदि कैल्सियम की मात्रा ठीक भी है, लेकिन 1,25 DCC नहीं है तो गुर्दों में जब रक्त की चीजें फिल्टर होती हैं तो उनकी tubules कैल्सियम को वापस पुनर्शोषित नहीं करेंगी और रक्त का कैल्सियम पेशाब द्वारा निकलता जाएगा। 1,25 DCC दो विभिन्न अंगों पर प्रभाव डालकर रक्त में कैल्सियम की मात्रा बढ़ाता है—

एक तो वह इलियम के विल्लाइ (villi) की कोशिकाओं पर प्रभाव डालता है, ताकि वे कैल्सियम तथा फॉस्फेट का अवशोषण करें, जिसके लिए वह आँत की कोशिकाओं में एक खास किस्म के कैल्सियम को बाँधनेवाला प्रोटीन तैयार कराता है, जो कैल्सियम को कोशिका के कोशिका द्रव्य के अंदर पहुँचाने में उपयोगी है। इस प्रोटीन को तैयार करने के लिए 1,25 DCC को करीब दो दिन लगते हैं। लेकिन 1,25 DCC निकल जाने के बाद भी यह प्रोटीन कोशिकाओं के अंदर कई सप्ताहों तक रहता है, जिससे आँत द्वारा कैल्सियम के अवशोषण पर काफी दिनों तक असर रहता है। चूँकि इस कैल्सियम को बाँधनेवाले प्रोटीन को बनने में 48 घंटे लगते हैं, इसलिए यदि दुबारा 1,25 DCC देना हो तो एक दिन छोड़कर देना है।

1,25 DCC का दूसरा काम यह है कि वह गुर्दों की नलिकाओं पर प्रभाव डालता है, ताकि वे कैल्सियम का पुनर्शोषण करें और कैल्सियम

को पेशाब द्वारा बाहर जाने न दें तथा बदले फॉस्फेट को बाहर जाने दें। अगर रक्त में 1,25 DCC न हो तो भोजन का कैल्सियम का 90 प्रतिशत भाग मल द्वारा और बाकी 10 प्रतिशत मूत्र द्वारा निकल जाएगा।

1,25 DCC शरीर में कैसे बनता है ?

हमारे शरीर में कैल्सियम के अवशोषण तथा उपयोग में विटामिन-D का महत्त्वपूर्ण स्थान है। हमारी त्वचा के नीचे 7 हाइड्रोक्सिकोलि-केल्सीफेरोल 7-hydroxycholecalciferol (7, HCC) नामक रसायन जमा रहता है, जो विटामिन-D का निष्क्रिय रूप है। सूरज की धूप से पराबैगनी किरणें मिल जाती हैं। जब यह रक्त लीवर में पहुँचता है तो लीवर उसे 25,HCC (25-hydroxycholecalciferol) नामक रसायन में बदल देता है, जो विटामिन-D का एक और रूप है। इस रूप में विटामिन-D की जितनी जरूरत है, उतनी मात्रा में लीवर से निकलेगा और बाकी भविष्य में काम आने के लिए लीवर में ही स्टोर रहता है।

जब यह रक्त पैराथॉयराइड ग्रंथि में पहुँचता है और अगर रक्त में कैल्सियम की मात्रा 9-11 mg/dl से कम हो तो पैराथॉयराइड ग्रंथि से पैराथारमॉन (PTH) नामक हॉरमोन निकलता है। ये सारे पदार्थ रक्त में भ्रमण करते हुए गुर्दे में पहुँचते हैं। तब गुर्दों 25, HCC को 1,25 DCC नामक हारमोन में बदल देती हैं। लेकिन इस कार्य के लिए PTH का होना जरूरी है। PTH के बिना 1,25 DCC का उत्पादन हो ही नहीं सकता। संक्षेप में—

सूर्य की किरणें → त्वचा → 7,HCC

7,HCC → रक्त द्वारा → लिवर → 25, HCC

25,HCC → रक्त द्वारा → पैराथायरॉइड ग्रंथि → PTH निकलेगा

25, HCC + PTH → रक्त द्वारा → गुर्दा → 1,25 DCC

सबसे मुख्य बात यह है कि हड्डियों की मजबूती के लिए धूप अति

आवश्यक है। यही कारण है कि खेत में या धूप में काम करनेवालों को ऑस्टियोपोरोसिस (osteoporosis) या हड्डियों की अन्य परेशानियाँ शायद ही होती हैं। शहर में लोग अकसर धूप से कतराते हैं, अतः उनकी हड्डियाँ मजबूत नहीं होतीं। अगर कभी ज्यादा बोझ उठाना पड़े तो उन्हें हड्डियों की तरह-तरह की बीमारियाँ हो जाती हैं। अगर रोज 10-15 मिनट सुबह की कोमल धूप की किरणों से रीढ़ के मनकों पर सेंक लेने की आदत बना लें तो स्वास्थ्य के लिए अत्यंत लाभदायक होगा।

LMNT यानी न्यूरोथैरेपी में हम शरीर में 1,25 DCC कैसे बनाते हैं?

भारत में चूँकि धूप काफी होती है, इसलिए यहाँ पर D_3 (या Cholecalciferol) बनाने की जरूरत काफी हद तक नहीं पड़ती। ऊपर कहे तथ्य के अनुसार हमें समझ में आता है कि अगर लीवर, PTH और गुर्दे ठीक से काम करें, तभी 1,25 DCC बनेगा, वरना नहीं।

उसी के आधार पर पहले ने यह फॉर्मूला बनाया, जिसमें लीवर, पैराथायरॉइड ग्रंथि तथा पैराथारमॉन को क्रमपूर्वक उकसाते हैं →

(7) Liv (4) Para (7) Liv° (7) Mu° जिसे Pure 1,25 DCC का नाम दिया गया है। इसमें देखा गया है कि कुछ ही दिनों के उपचार के बाद रक्त में कैल्सियम की मात्रा बढ़ जाती है।

यह फॉर्मूला बहुत यानी शक्तिशाली है। इस फॉर्मूले से आँतों में केवल कैल्सियम ही सोखी जाएगी। बाद में इस फॉर्मूले को और प्रभावशाली बनाने के लिए ऊपर के फॉर्मूले में और दो प्वॉइंट यानी (8) Ch.Only (20) ↑|↓ को भी मिला दिया। यानी अब पूरा फॉर्मूला इस प्रकार होगा—

(7) Liv (4) Para (7) Liv° (7) Mu° (8) Ch. Only (20)
↑|↓

इसे 1,25 DCC फॉर्मूला कहते हैं। आमतौर से अधिकांश रोगियों

को यही फॉर्मूला देते हैं।

इस उपचार से देखा गया कि यह केवल कैल्सियम ही को नहीं, बल्कि हर प्रकार के इलेक्ट्रॉलाइट को भी सोख लेगा। लेकिन इस फॉर्मूले का पूरा लाभ उठाने के लिए रोगी को रोज कम-से-कम आधे घंटे के लिए धूप में रहना चाहिए। इसमें (20) ↑|↓ spine के 31 जोड़ी नर्वस को उकसाने के लिए है। इससे एसिड भी कम होता है।

Chest Only—यह वायु तत्त्व का नियंत्रण करता है। (8) Ch. Only में हम पहले छाती की बाईं ओर पर घिसते हैं और बाद में दाईं ओर पर, तो कई रोगियों में एल्कली कम होता हुआ देखा गया है, यानी इससे एसिड के लक्षण बढ़ते हैं। पर अगर (8) Ch. Only (20) ↑|↓ एक साथ देते हैं तो दोनों मिलकर एसिड-एल्कली का संतुलन बनाए रखते हैं।

1,25 DCC फॉर्मूले में हर प्वॉइंट क्यों दिया है, यह समझें—

सूरज की किरणें	त्वचा के केमिकल्स को विटामिन-D_3 कॉलेकैल्सिफेरॉल में बदल देंगी।
(7) Liv	लिवर D_3 को 25, हाइड्रोक्सिकोलेकैल्सिफेरॉल (25 HCC) में बदल देगा।
(4) Para	पैरा थायरॉइड ग्रंथि को उकसाने से वह PTH बनाएगा।
(7) Liv° (7) Mu°	गुर्दों को उकसाने, जिससे वे 25, HCC को 1,25 DCC में बदल देंगी।

UDF पुरानी (OLD UDF)

I (15) Medulla
II (2) Rt. Parkhoo (2) Lt. Parkhoo
III (8) Rt. Parkhoo (8) Lt. Parkhoo
IV (½) Ku – 20 secs × 4 treatments
(V) (10) Medulla (1) Gas खाली-6 वाला
(VI) (1) Gal (1) Spl (1) Liv – 3 वाला (1) Gas 'I'– 6 वाला

इनमें हर प्वॉइंट किसलिए दिया गया है, यह समझें—

(15) Medulla–असेटिल कॉँलाइन (acetyl choline) पेट में अम्ल बनने के लिए जरूरी है।

Right Parkhoo एवं Left Parkhoo—folic acid/thiamine & B_{12}/ niacin

पाचन-संस्थान में नायसिन तथा थायमाइन महत्त्वपूर्ण भूमिका निभाते हैं। ग्रंथियों से स्राव ठीक से बनने व निकलने के लिए नायसिन जरूरी है। नायसिन की कमी से मांसपेशियों में कमजोरी होगी और ग्रंथियों के काम करने की क्षमता कम हो जाएगी, मुँह तथा आँतों में इन्फ्लेमेशन आ जाती हैं। थायमाइन पेट की कोमल मांसपेशियों के लिए जरूरी है। पेट तथा पाइलोरस (pylorus) की कोमल मांसपेशियों को सही तरीके से कार्य करने के लिए मेटाबॉलाइज्ड ग्लूकोज चाहिए, जिसके लिए थायमाइन जरूरी है।

(½) Ku-20 seconds × 4 treatments – इन्फेक्शन एवं इन्फ्लेमेशन दोनों को खत्म करने के लिए।

(10) Medulla—वेगस नर्व द्वारा सारे पाचन-संस्थान को उकसाने के लिए।

(1) Gas Only—6 points–पेट में रक्त की आपूर्ति बढ़ाने के लिए।

A. Heparin*

(8) Pan (7) Liv (8) Ch. Only (1) acid (4) Ch. Only

यह उपचार घुटने के दर्द के लिए बहुत उत्तम है। शायद रक्त के थक्के द्वारा घुटने में रक्त जाना बंद हो गया हो या प्रदाह-युक्त हो गया

* अधिकांश लोगों को A. Heparin के अंत में (6) Adr देने से और अच्छे नतीजे पाए गए हैं। लेकिन मधुमेह के कुछ रोगियों को Adr देने के बाद उन्हें अच्छा न लगे तो ऐसे लोगों को (6) Adr नहीं देना चाहिए।

हो। सूजन के साथ दर्द, हाथ लगाने से गरम लगना और ललाई हो, तभी उसे प्रदाह-युक्त कहा जाता है। अन्यथा सूजन को swelling कहते हैं। ('A' यानी acid)

- अगर घुटने के दर्द के साथ Mu° में दर्द तथा सूजन हो तो—

  A. Heparin (6) Adr + capfree देने से घुटना एक ही उपचार के बाद काफी ठीक हो जाता है। मधुमेह के रोगी के पाँव सूज जाते हैं या सुन्न हो जाते हैं। कभी किसी एक उँगली में जख्म हो जाता है। बाद में रक्त के अभाव में वह जगह नीली या काली हो जाती है। संक्रमण फैलता जाता है, जिसे गैंग्रीन (gangrene) कहते हैं। ऐसे में डॉक्टर उस उँगली को काटने के लिए कहते हैं, ताकि जहर सारे शरीर में न फैले।

- मधुमेह के जिन रोगियों को पैरों की उँगलियों में गैंग्रीन हो या गैंग्रीन होने से बचने के लिए—

  A. Heparin (6) Adr + Bottom of feet देने से दो ही महीने में पाँव एकदम ठीक हो जाएँगे और गैंग्रीन आई हो तो भी वह समाप्त हो जाएगी। पैर काटने की नौबत टल जाएगी। अगर जख्म से खून बह रहा हो, जो ठीक नहीं हो रहा हो, तो ऊपर के उपचार के अंत में (4) Thrd. भी डालना पड़ेगा, ताकि जख्म जल्दी भर जाए। इनको Loveleen + Sulta Ulta भी अच्छा लगता है।

  कब देना—A. Heparin का प्रयोग हम ऊपर की सभी बीमारियों में कर सकते हैं, जहाँ Mu° में दर्द हो तथा अम्ल रक्त के कुछ और लक्षण भी हों; जैसे—कब्जियत, त्वचा सूख जाना, त्वचा में जलन, रूखे-सूखे बाल इत्यादि।

  मुख्य उपयोग—गैंग्रीन, बैंबू स्पाइन, पैरों या तलवे में जलन, डायबिटीज, घुटने में दर्द।

न्यू स्टार ट्रीटमेंट फॉर्मूला—

(6) Gal (6) WD (½) Ku – 40 secs (20) ↑|↓

लैक्टिक एसिड कन्वर्जन फॉर्मूला—

Lactic Acid Conversion Formula

एक बार किसी रोगी ने आकर कहा कि उन्हें काफी सीढ़ियाँ चढ़ने के बाद या कुछ भारी व्यायाम करने के बाद थोड़ी थकान-सी हो जाती है, घुटना उठाया नहीं जाता; मगर कुछ ही देर के अंदर अपने आप ठीक हो जाता है। अगर यह हृदय की कमजोरी से होता तो रोगी की साँस काफी फूलती और वह इतनी जल्दी अपने आप ठीक नहीं होता। लेकिन इस रोगी को सीढ़ियाँ चढ़ने पर साँस फूलने की शिकायत तो थी नहीं। उस रोगी की जाँच की गई तो 'Liv' और 'Pan' में बहुत ज्यादा दर्द था। उनके अलावा 'Rt. Ov.' तथा 'Lt. Ov.' इन पॉइंटों में भी दर्द थीं। सोचा कि शायद सूजन भी हो सकती है। अत: उन सभी प्वॉइंट्स के दर्द को निकालने के लिए निम्न उपचार बनाया गया—

(6) Rt.Ov. (6) Lt.Ov. (8) Pan (12) Liv (6) Adr

जैसे ही उपचार दिया गया तो रोगी को बहुत ही आराम मिला। दूसरे दिन उन्होंने आकर कहा कि सारा दिन अच्छा गया। उन्हें कोई तकलीफ नहीं हुई। तो मेहराजी सोचने लगे कि इसमें कौन सा रसायन बनता होगा, जो ऐसे काम करता है ? काफी अभ्यास और किताबों में खोजने के बाद उन्होंने अनुमान लगाया कि यह उपचार Lactic acid के conversion यानी अदला-बदली में किसी तरफ मदद कर रहा है।

शरीर में लैक्टिक एसिड का काम क्या है, पहले जरा यह समझें। अगर हम दंड-बैठक या भारी व्यायाम कर रहे हों तो 25-30 दंड-बैठक लेने के बाद उठा नहीं जाता। फिर थोड़ी देर आराम करने के बाद फिर कर सकते हैं। वैसे ही, अगर हम सीढ़ियाँ चढ़ रहे हों तो 75 या 80

सीढ़ियाँ चढ़ने के बाद एकदम कदम उठा नहीं पाते, लेकिन कुछ क्षणों के लिए जरा रुककर जोर से साँस लेने के बाद चढ़ पाते हैं। ऐसा क्यों ?

खाने में जो चावल-चपाती इत्यादि कार्बोहाइड्रेट्स हैं, वे सब पचने के बाद ग्लूकोज बनकर रक्त में पहुँचते हैं। वहाँ ग्लूकोज मांसपेशियों में ग्लाइकोजेन के रूप में जमा रहता है। कोई भी कार्य करने के लिए हाथ-पैर इत्यादि मांसपेशियों को जो ऊर्जा यानी शक्ति चाहिए, वह इस जमा हुए ग्लाइकोजेन को जलाकर ही मांसपेशियों को प्राप्त होती है। इस प्रक्रिया के दौरान मांसपेशियों से लैक्टिक एसिड नामक केमिकल निकलता है।

जब भारी व्यायाम हो तो रक्त में इस लैक्टिक एसिड का जमाव बढ़ जाता है। वैसे तो हृदय की मांसपेशियों के लिए भी काम करने के लिए ग्लूकोज की आवश्यकता है, लेकिन जब रक्त में लैक्टिक एसिड की मात्रा बढ़ जाए तो उससे एसिडोसिस हो सकती है, जिसके कारण मांसपेशियाँ ढीली पड़ेंगी और इससे शरीर को नुकसान हो सकता है। ऐसा न हो, इसलिए हृदय की मांसपेशियों में ऐसी क्षमता है कि वे रक्त में बढ़े हुए लैक्टिक एसिड को बदलकर उससे ऊर्जा प्राप्त कर सकती हैं। यह शरीर को बचाने के लिए एक आत्मरक्षण प्रक्रिया है, जो कि लैक्टिक एसिड की मात्रा बढ़ने पर भी रक्त में एसिडोसिस न होने से बचाती है।

जैसे ही शरीर में ऑक्सीजन की मात्रा बढ़ जाएगी, लैक्टिक एसिड का गुण है कि वह वापस ग्लाइकोजेन में परिवर्तित हो जाएगा, जिससे मांसपेशियों के लिए वापस शक्ति मिल जाएगी। इस प्रकार यह क्रम चलता रहता है। पहले 40-50 सीढ़ी चढ़ने के अंदर मांसपेशियों तथा शरीर में ऑक्सीजन की मात्रा कम होती जाती है। उसके बाद और 25-30 सीढ़ियाँ चढ़ने के लिए हृदय का लैक्टिक एसिड ही हमारी मदद करता है। लेकिन शरीर की अन्य मांसपेशियों में यह क्षमता नहीं है कि वे लैक्टिक एसिड से ऊर्जा प्राप्त करें। उसके बाद हम एक कदम भी उठा नहीं पाएँगे, क्योंकि घुटनों को रक्त द्वारा पर्याप्त ऑक्सीजन नहीं मिलती। सो घुटने की मांसपेशियाँ ऑक्सीजन के अभाव में थक जाएँगी।

उसके बाद कुछ श्वास लेने से ऑक्सीजन मिलने पर रक्त में जो लैक्टिक एसिड है, वह ग्लूकोज में बदल जाएगा और घुटनों को ऊर्जा प्राप्त होगी, जिससे हम बाकी की सीढ़ियाँ चढ़ पाते हैं।

जब कोई कहते हैं कि हम कुछ दिन पहले चढ़ाई पर गए थे या बहुत दूर चलकर आए, या बहुत दिन के बाद व्यायाम करने गए थे और वहाँ से लौटने के बाद से हमारे घुटनों में या पिंडलियों में दर्द है, तब अगर ऊपर का उपचार उन्हें दिया जाता है तो उपचार के तुरंत बाद ही उनके घुटनों या पिंडलियों का दर्द निकल जाता है और वे कहते हैं कि उनके घुटनों में जान आ गई।

अब आप ही बताइए कि अगर इस उपचार को देने से ऐसे कई सारे रोगियों को अच्छा लगने लगे तो क्या आप हमारी बात पर सहमत नहीं होंगे कि यह उपचार शरीर में लैक्टिक एसिड को वापस ग्लाइकोजेन में बदलने में सहायक है ?

मांसपेशियाँ

(8) Ch. Only (6) ← → (6) \ ° / (3) ↑O↑ ⫯ ↕⫯↕ ⫯↓ (20)

(6) \ ° / (3) ↑O↑ (6)

(8) Ch. Only फेफड़े साफ करने के लिए।

(6) ← → गरदन की मांसपेशियों को खोलता है, ताकि अच्छी तरह से साँस ले सकें।

(6) \ ° / फेफड़े को रक्त की आपूर्ति बढ़ाने के लिए।

(6) ↑O↑ T1/T2 की नसों द्वारा मस्तिष्क के नर्वस को ठीक से संदेश पहुँचाने के लिए।

⫯ ↕⫯↕ ⫯↓ (20) सारे शरीर में रक्त-संचार को ठीक करने के लिए।

(6) \ ° / (3) ↑O↑ (6) ← → जैसा ऊपर दिया गया है।

यह उपचार शरीर के ऊतकों और कोशिकाओं में ऑक्सीजन की मात्रा बढ़ाने के लिए देते हैं। दीर्घकालिक बीमारियों में कुछ मरीजों को थाइमस से नुकसान हो सकता है, जबकि कुछ अन्य लोगों को 'Adr' से। अत: ऐसी बीमारियों में सभी arrows (L1–L5) तक ही देना है, ताकि मरीज को कोई नुकसान न हो।

यह देखा गया है कि आज के दिन यह उपचार बहुत ही अच्छा है। इसके कारण फ़ेफड़े साफ हो जाते हैं। उनमें रक्त का बहाव बढ़ जाता है, जिससे शरीर की हर ग्रंथि को अधिक ऑक्सीजन से भरा हुआ रक्त मिल जाता है, जिससे उनके कार्य करने की क्षमता बढ़ जाती है और जो-जो कार्य वे पहले नहीं करते थे या जो एंजाइम्स या हॉर्मोन्स या केमिकल्स नहीं बना रहे थे, उसे बनाना प्रारंभ कर देते हैं। दूसरी बात है कि आँतों में विल्लाई (villi) हैं, जिनको भरपूर ऑक्सीजन न मिले तो मृतप्राय-से हो जाते हैं और उनके कार्य करने की क्षमता कम हो जाती है, जिससे वे सभी (nutrients) पोषक तत्त्वों को सोखना कम कर देते हैं या बंद कर देते हैं। जैसे ही उन्हें ऑक्सीजन से भरा हुआ रक्त मिलता है, वे भरपूर और सही तरीके से काम करने लगते हैं, जिससे शरीर के हर अंग को बहुत लाभ मिलता है और जो केमिकल इत्यादि पहले नहीं बन रहे थे, वे बनने लग जाते हैं।

Injury treatment

1. 60 TF 'Gal - Liv' x 3 चिकित्सा

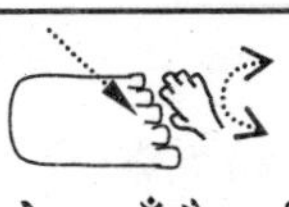

रोगी के बाएँ पैर की बीच वाली तीसरी उँगली के

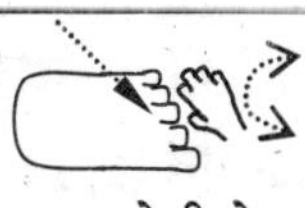

इसके बाद रोगी के बाएँ पैर की चौथी उँगली के अंतिम छोर पर

अंतिम छोर पर 60 बार रगड़ना—ऐसा तीनों ओर से करना।	60 बार रगड़ना—ऐसा तीनों ओर से करना।

इसके बाद 1 मिनट का अवकाश दें।

फिर से ऊपर के दोनों चित्रों जैसा ही दुबारा करें, यानी कुल मिलाकर तीन बार करें।

II (1) Gal (2) Liv—वाला (4) Ch only

☺ **(1) Gal**
बाईं जाँघ पर
तीन जगह —6 सेकंड के लिए दबाना।

☺ **(2) Liv—3 वाला**
बाएँ हाथ व बाईं जाँघ पर तीन जगह पर—6 सेकंड के लिए दबाना।
ऐसा दो बार करना।

☺ **(4) Ch. only** यानी (4) चेस्ट ओनली
छाती से कंधों तक 12 बार हलकी घिसाई। पैर को थोड़ा पहले बाईं तरफ, फिर दाईं तरफ।

इसके बाद 90 सेकंड यानी 1½ मिनट का अवकाश दें।

III (1) Gal (2) Liv—वाला (4) Th. + Ch.

इसके बाद 90 सेकंड यानी 1½ मिनट का अवकाश दें।

IV (1) Gal (2) Liv—वाला (8) Th. + Ch.

इसमें **(1) Gal** एवं **(2) Liv—वाला** ऊपर जैसा ही करना है।

☺	**(4) Thymus + Chest** [1] पहले बाईं छाती के बीच 12 बार घिसना, [2] फिर छाती से कंधे की ओर 12 बार घिसना, [3] फिर छाती से कुहनी तक बगल को छूते हुए 8 बार घिसना है। [4][5][6] ऐसे ही दाईं ओर भी करना है।
☺	**(8) Thymus + Chest** ऊपर **(4) Thymus + Chest** के जैसा ही करना है। [1] पहले बाईं छाती के बीच 12 बार घिसना, [2] फिर छाती से कंधे की ओर 12 बार घिसना, [3] फिर छाती से कुहनी तक बगल को छूते हुए 8 बार घिसना। [4][5][6] ऐसे ही दाईं ओर भी करना। फिर दुबारा **(4) Thymus + Chest** के जैसा ही करना, बगैर रेस्ट किए—पहले बाईं ओर पर, फिर दाईं ओर करना।

यानी (4) Thymus + Chest को बिना रुके, तुरंत दोबारा किया तो उसे (8) Thymus + Chest कहते हैं।

Fast and A Normal treatment formula

(10) Medulla Fast treatment: Gas: GasI: Gal: Spl: Liv: Mu:

(10) Medulla—

अपने दोनों अँगूठों से
☺ बारी-बारी से कान के ☺ ☺
नीचे से गरदन तक गिनती
करते हुए दस बार
घिसना।
दो बराबर एक।
पहले बाईं तरफ, फिर
दाईं तरफ करना।

(10) Medulla **Gas** **Gas I**

ऊपर के प्वॉइंट पास-पास देना है और रुकना नहीं है।

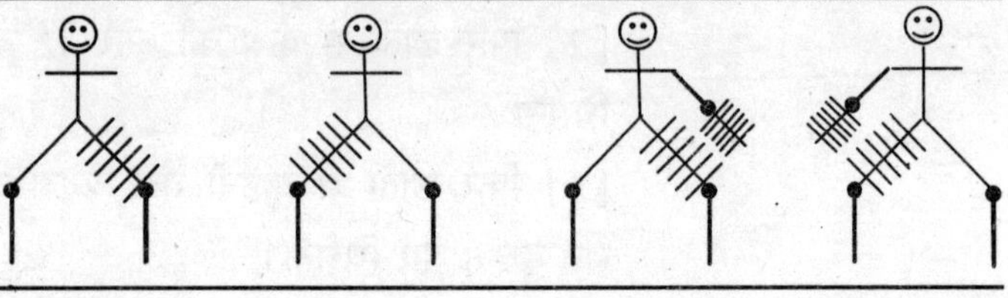

Gal **Spl** **Liv** **Mu**

ऊपर के सभी प्वॉइंट पर पास-पास और कहीं पर भी रुकना नहीं है। दबाते जाना है।

Ajay Normal (8) Pan (1) Gal (2) Liv-3 वाला (1)Gas 'I'-6 वाला

नीचे के पॉइंट्स पर 6 सेकंड रुकना है।

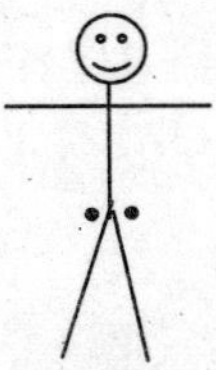	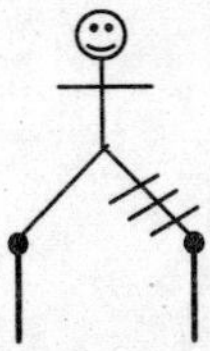	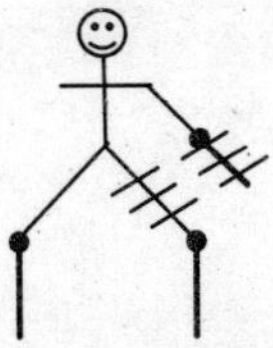	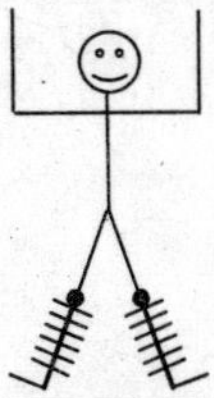
(8) Pan	**(1) Gal**	**(2) Liv-3** वाला	**(1) Gas 'I'-6** वाला
दोनों जाँघों पर 6 सेकंड के लिए दबाना। ऐसा 8 बार करना।	बाईं जाँघ पर— तीन जगह पर— 6 सेकंड के लिए दबाना।	बाएँ हाथ व जाँघ पर तीन जगह पर— 6 सेकंड के लिए दबाना। ऐसा दो बार करना।	घुटनों से एड़ी तक 6 जगह पर 6 सेकंड के लिए दबाना।

□

न्यूरोथैरेपी : आज के विश्व की आवश्यकता

आज का विश्व ग्लोबल वॉर्मिंग जैसे विकट संकट से जूझ रहा है। अत्यधिक पर्यावरण प्रदूषण तथा आवश्यक चीजों का अभाव है। अनेक देश, जो अभी भी विकासशील हैं, जहाँ शिक्षा एवं साधनों का अभाव है वहाँ स्वस्थ जीवन जीना एक चुनौती बन गया है। न सिर्फ विकासशील, बल्कि विकसित देशों में भी स्वास्थ्य का अभाव है। कारण—छोटी-छोटी बातों का ध्यान न रखना तथा प्रदूषण। ऐसे समय में हमें मेहराजी ने एक ऐसी चिकित्सा-पद्धति का वरदान दिया है, जिससे न केवल पूर्ण स्वास्थ्य संभव है, बल्कि प्रदूषण का भी खतरा नहीं है। क्योंकि यह बिना दवा, बिना किसी उपकरण एवं बिना किसी दुष्प्रभाव (साइड इफेक्ट) के उपचार करने की विधि है। अत: उपकरणों को बनाने में होनेवाला खर्च तथा प्रदूषण दोनों से बचाव होता है। इस पद्धति द्वारा न केवल हम रोगी के शरीर को ठीक करते हैं, बल्कि आनेवाली पीढ़ी को भी स्वस्थ बनाया जा सकता है। गर्भावस्था में छोटी-छोटी चीजों का ध्यान रखना तथा उपचार करके, जैसे अगर गर्भवती महिला को उच्च रक्तचाप है तो आनेवाले बच्चे पर भी इसका प्रभाव होगा, जिसे ठीक किया जा सकता है।

इस तरह हम गर्भवती महिला को साधारण उपचार देकर आनेवाले बच्चे को भी बिना दुष्प्रभावों के स्वास्थ्य प्रदान कर सकते हैं। क्या किसी अन्य आधुनिक चिकित्सा-पद्धति में ऐसा संभव है ? शायद नहीं।

हम न केवल आज के विश्व को स्वस्थ व रोग-रहित बना सकते हैं, बल्कि आनेवाले भविष्य को भी सुंदर व स्वस्थ बना सकते हैं।

विश्व ने सदैव भारतीय चिकित्सा-पद्धतियों को अपनाया है और उनका सम्मान किया है। उदाहरणार्थ, आज विश्व के अनेक देशों में योग केंद्र हैं। इसका प्रचार व प्रसार हुआ है। इसी उम्मीद से हम विश्व-कल्याण हेतु न्यूरोथैरेपी को विश्व की आवश्यकता समझते हैं।

□

न्यूरोथैरैपी की विशेषताएँ

जहाँ देश की 60 प्रतिशत से अधिक आबादी गरीबी रेखा से नीचे जीवन-यापन करती हो और रोगों के उपचार में वर्तमान एलोपैथिक चिकित्सा-पद्धति से इलाज करना कठिन हो, ऐसे में बिना दवा, बिना किसी उपकरण एवं बिना किसी कुप्रभाव के रोगों का सफल उपचार करके न्यूरोथैरैपी एक वरदान साबित हो रही है।

बंबई के श्री लाजपत राय मेहरा ने वैदिक विज्ञान से आधुनिक विज्ञान के रूप में न्यूरोथैरैपी को हम सबके सामने प्रस्तुत किया है तथा आरोग्य पीठ के अहर्निश परिश्रम से आज न्यूरोथैरैपी उच्च शिखरों पर स्थापित हो रही है। आरोग्य पीठ को भारत के राष्ट्रपति भवन के क्लीनिक में न्यूरोथैरैपी सेवा देने के लिए स्थान प्रदान किया गया है। न्यूरोथैरैपी एवं अनुसंधान केंद्र महाराष्ट्र तथा दिल्ली में 'आरोग्य पीठ', 51/3 ओल्ड राजेंद्र नगर, दिल्ली-110060 से सफलतापूर्वक संचालित हो रहे हैं।

न्यूरोथैरैपी की विशेषताएँ

- यह एक दवाई-रहित उपचार-पद्धति है। इसमें साइड इफेक्ट्स की कोई गुंजाइश ही नहीं है।
- छोटे-छोटे उपचार बड़ी बीमारियों में भी राहत देते हैं; जैसे—कैंसर, जोड़ों के दर्द, डायबिटीज इत्यादि।

- दवाइयों और अस्पताल की तुलना में कम खर्च में ही राहत मिल जाती है।
- अतिरिक्त उपकरणों या महँगे औजारों इत्यादि की आवश्यकता नहीं।
- यह पद्धति सीखने के लिए सरल है और सभी आसानी से इसका अभ्यास कर सकते हैं।
- यह आंतरिक अंगों को ठीक करके बीमारी के मूल कारण को समाप्त करती है।
- आधुनिक जाँच-पड़ताल जैसे रक्त जाँच या एक्स-रे के साथ समन्वय रखती है।
- चिकित्सा-विज्ञान (मेडिकल साइंस) से प्राप्त विज्ञान का उपयोग एकदम विभिन्न तरीके से करके कई रोगों का इलाज किया जाता है।
- आपातकालीन स्थिति में रोगी के जीवन को बचाया जा सकता है।
- किसी भी उम्र के व्यक्ति को तथा कितने भी बड़े समूह को सिखाया जा सकता है।
- न्यूरोथैरेपी पद्धति प्रथम उपचार में अपना प्रभाव छोड़ती है।
- एक दिन के बच्चे से लेकर सौ साल की उम्र तक के व्यक्ति का इलाज किया जा सकता है।
- पुरानी बीमारियों में समय अधिक लगता है, अतः रोगी के रिश्तेदारों को उपचार सिखा दिया जाता है, ताकि उन्हें लंबे समय तक असुविधा न हो।
- व्यक्तिगत व राष्ट्रीय स्वास्थ्य बजट में बचत करती है।
- रोगों से बचाव के लिए अत्यंत लाभकारी है।

न्यूरोथैरेपी : वैदिक ज्ञान की आधुनिक विज्ञान के रूप में श्रेष्ठतम प्रस्तुति

यह पद्धति रक्त-संचार व नाड़ी-संचार की दिशा एवं दशा पर नियंत्रण कर शरीर में होनेवाले परिवर्तनों का वैज्ञानिक अध्ययन एवं उनके विश्लेषण पर आधारित है। शरीर में रक्त-संचार को माध्यम बनाकर तथा नाभि को केंद्र मानकर भिन्न-भिन्न ग्रंथियों को सरलता से उकसाया जा सकता है और उनके द्वारा उत्पन्न होनेवाले रसायनों की मात्रा को भी कम-ज्यादा या सामान्य किया जा सकता है। इस प्रकार, मशीन, दवा एवं कुप्रभाव-रहित यह वैज्ञानिक चिकित्सा-पद्धति को आज की शिक्षा-पद्धति का अभिन्न अंग बनाकर शरीर के अंदर फैलनेवाले रासायनिक प्रदूषण से मानव को बचाया जा सकता है।

केवल लक्षण ही नहीं, बल्कि सिस्टम को भी ठीक करती है

न्यूरोथैरेपी केवल लक्षण को ही नहीं, बल्कि व्यक्ति के सिस्टम को भी ठीक करने का कार्य करती है। मोटापा, कब्ज, बालों का झड़ना, रूसी, ड्राई स्किन आदि लक्षण हाइपोथायरॉइड यानी थायरॉइड ग्रंथि की खराबी या कम काम करने के कारण होते हैं। तब इन लक्षणों के लिए प्रयोग होनेवाली दवा का परिणाम थोड़े समय के लिए तथा दुष्प्रभाव देनेवाला होता है; जबकि न्यूरोथैरेपी में थायरॉइड के Basic chemical टाइरोसिन एमीनो एसिड को स्वतः एवं पर्याप्त मात्रा में बनाने के लिए अन्य सहयोगी ग्रंथियों को उकसाकर उनसे संबंधित सिस्टम, जैसे—पाचन-तंत्र, Entotrine System, संचरण प्रणाली को भी ठीक किया जाता है, जिसके परिणामस्वरूप थायरॉइड अपना काम सामान्य रूप से करने लग जाता है और सभी लक्षण सामान्य हो जाते हैं।

1. बिना किसी दवा, मशीन या उपकरण के सहज एवं बिना किसी अतिरिक्त खर्चे के उपचार करनेवाली—

जहाँ देश की आधी से अधिक आबादी गरीबी रेखा के नीचे अपना

जीवन-यापन करती हो, अस्पताल में दवाई के लिए भी पैसा उपलब्ध न हो, ऐसे में न्यूरोथैरेपी पद्धति आज देश-दुनिया के लिए वरदान सिद्ध हो रही है, जो हर आयु वर्ग के व्यक्ति को किसी भी रोग में कहीं भी और कभी भी दी जा सकती है, जिसका कोई दुष्प्रभाव भी नहीं होता।

रोग के मूल कारण को ठीक करती है

न्यूरोथैरेपी पद्धति रोग के मूल कारण को ठीक करती है। सिस्टम खराब क्यों हुआ ? उसके कारण क्या हैं ? उनको ढूँढ़ा जाता है, जैसे—हाइपोथायरॉइड का मूल कारण रोगी का पाचन-तंत्र खराब होना है। पाचन-तंत्र क्यों खराब हुआ ? चिंता, भय, भोजन की अनियमितता, सोना, नहाना, खाना व व्यायाम का तालमेल तथा तरीका न होना, दवाई से साइड इफेक्ट होना आदि हो सकते हैं। मंद बुद्धि बच्चों में Autsm, C.P., Micro Head, Dumb & Deaf etc. का कारण बच्चे की माँ की गर्भावस्था या प्रसव के समय की खराबी या गलती हो सकती है।

न्यूरोथैरेपी में रोगी को उसी मूल कारण से संबंधित उपचार देकर उसे पुनः पूर्ण स्वस्थ किया जा सकता है, चाहे वह माता की गर्भावस्था या प्रसव के समय का ही कारण क्यों न हो।

पर्यावरण की पोषक है

जब सब तरफ पर्यावरण प्रदूषण के कारण समस्याएँ एवं भयंकर रोग उत्पन्न हो रहे हों तो ऐसे में न्यूरोथैरेपी बिना दवा-उपचार करके वरदान साबित हो रही है। फलों को पकाने में प्रयोग होनेवाले रसायन एसीटिलीन गैस का परिणाम—चक्कर आना, जी मिचलाना तथा सिर दर्द—स्थायी रोग बन जाता है। रक्त कैंसर, एनीमिया, आर्थराइटिस आदि से लेकर मौत तक हो सकती है। ऐसे में न्यूरोथैरेपी पद्धति द्वारा न सिर्फ इन रोगों का, बल्कि दवाओं के साइड इफेक्ट का भी उपचार सफलतापूर्वक किया जाता है और व्यक्ति को असामयिक मृत्यु से बचाया जा सकता है।

न्यूरोथैरेपी पद्धति प्रथम उपचार में अपना प्रभाव छोड़ती है

अकसर ऐसा पाया जाता है कि वैकल्पिक चिकित्सा-पद्धति से ठीक होने में बहुत अधिक समय लगता है, अतः तुरंत राहत के लिए एलोपैथी का सहारा लेना पड़ता है। किंतु न्यूरोथैरेपी पद्धति प्रथम उपचार में अपना प्रभाव छोड़ती है। हमारा अस्थमा कैंप, जिसका आयोजन आचार्य रामगोपाल दीक्षित ने किया, इसका एक सफल प्रमाण है, जिसमें अनेक मरीजों पर उपचार से पहले एवं उपचार के पश्चात् PFT test किया तथा डॉक्टरों ने स्वयं माना और कहा कि इससे अच्छा परिणाम और नहीं हो सकता है। Injury treatment का उदाहरण हम पहले ही दे चुके हैं।

सिद्ध पद्धति न्यूरोथैरेपी

अस्थमा के इन रोगियों में अधिकांश दीर्घकालिक रोगी थे तथा हमेशा दवा लेनेवाले थे। न्यूरोथैरेपी पद्धति का पहला उपचार ही इनको फायदा देनेवाला सिद्ध हुआ, जिसमें न कोई दवा थी, न मशीन, न अन्य किसी भी चिकित्सा-पद्धति का सहारा लिया। हर मरीज की अपनी जाँच-पद्धति व चिकित्सा शैली थी। सुबह व शाम दोनों की टेस्ट रिपोर्ट में काफी अंतर आता था। रोगियों में सीढ़ियों पर चढ़ने में भी असुविधा पहले से कम या न के बराबर थी। महत्त्व की बात यह थी कि हर रोज जितना लाभ मिलता था, अगले दिन उसका 80 प्रतिशत से अधिक लाभ ही रहता था, यानी 100 प्रतिशत से 0 पर नहीं आता था और तीनों दिन क्रमशः लाभ बढ़ता गया। इससे सिद्ध होता है कि अस्थमा की बीमारी में इतना सफल उपचार, वह भी बिना दवा, बिना किसी साइड इफेक्ट के इस पद्धति में हो सकता है। चार दिनों तक तो इसका परीक्षण मात्र किया गया था। मुझे माननीय ऑस्कर फर्नांडीज ने कहा था—'दीक्षितजी, मुझे किसी एक बीमारी में 15 प्रतिशत रिजल्ट दे सकते हो? यानी 100 में से 15 मरीज ठीक हो जाएँ, बस।' और उन्होंने लोगों से देखा व सुना।

शिविर में भारत की उन महान् हस्तियों ने भाग लिया, देखा, सुना व

अनुभव किया, जिनकी न्यूरोथैरेपी पद्धति को भारतीय राष्ट्रीय चिकित्सा-पद्धति घोषित होने में महत्त्वपूर्ण भूमिका रहने वाली है। इस प्रकार, मेरे द्वारा किया गया यह छोटा सा प्रयत्न पूज्य गुरुजी डॉ. लाजपतराय मेहरा एवं आप सभी को सादर समर्पित है।

आपात-स्थिति में न्यूरोथैरेपी पद्धति

वर्ष 2002 में तमिलनाडु के सेलम शहर में एक डॉक्टर के बेटे को डबल निमोनिया के कारण काफी तेज बुखार हुआ और अचानक रक्तचाप तथा पल्स दोनों ही बहुत कम होने लगे। नर्स ने उन्हें फोन किया तो डॉक्टर साहब ने कहा कि मैं तुरंत ही 'डोवामाइन' एवं 'एंजियोटेंसिन' के इंजेक्शन लेकर वहाँ पहुँच रहा हूँ। हमारा एक थैरेपिस्ट वहाँ मौजूद था, जिसने चुपचाप तुरंत उसे न्यूरोथैरेपी पद्धति का (20) Medulla for Dopamine देकर चुपचाप खड़ा हो गया। जब तक डॉक्टर आए, तब तक बच्चे का रक्तचाप और पल्स दोनों ही काफी ठीक हो चुके थे। किसी भी दवाई की जरूरत नहीं पड़ी। इसी प्रकार Food poisoning, Asthmatic attack, Appendicitis, Abdominal Infection, Migraine, Severe back pain—इन सभी में न्यूरोथैरेपी पद्धति तुरंत आराम पहुँचाती है।

बड़ा रोग, छोटा उपचार

बड़ा रोग, छोटा उपचार जैसे थायरॉइड, रक्तचाप, शुगर, आर्थराइटिस, अस्थमा, गैस, एसीडिटी, मल्टीपल स्कैलरोसिस, मोटरन्यूरॉन डिसऑर्डर, कैंसर, हार्ट एवं किडनी उपचार ऐसी समस्याएँ हैं, जिनमें व्यक्ति को जिंदगी भर दवा लेनी पड़ती है। न्यूरोथैरेपी पद्धति में इन सभी रोगों का उपचार है तथा जिंदगी भर चिकित्सा करवाने की भी आवश्यकता नहीं पड़ती। ज्यादा महत्त्वपूर्ण बात है कि उपर्युक्त रोगों के उपचार अत्यधिक छोटे-छोटे हैं।

व्यक्तिगत एवं राष्ट्रीय स्वास्थ्य बजट में बचत करनेवाली

यह व्यक्तिगत एवं राष्ट्रीय स्वास्थ्य बजट में बचत करनेवाली चिकित्सा-पद्धति है। भारतीय बजट का एक बहुत बड़ा भाग वर्तमान चिकित्सा-पद्धति पर खर्च होता है। महँगे-महँगे उपकरण तथा अत्यधिक महँगी दवाइयों के कारण छोटे-छोटे अस्पतालों का वार्षिक बजट भी करोड़ों-अरबों रुपयों में होता है। यहाँ तक कि अनेक रोगों में तो व्यक्ति जीवन भर दवा लेता है, जिसका असर सामान्य व्यक्ति पर भारी बोझ के रूप में पड़ता है। न्यूरोथेरैपी पद्धति एक ऐसी चिकित्सा-पद्धति है, जिसमें न कोई दवा और न ही किसी उपकरण का प्रयोग होता है। इसलिए इस न्यूरोथेरैपी पद्धति के माध्यम से विभिन्न महँगी दवाइयों और उपकरणात्मक चिकित्सा से बचा जा सकता है, जिसके कारण भारत का प्रति व्यक्ति वार्षिक स्वास्थ्य बजट न्यूनतम स्तर पर आ सकता है।

□

सुंदरता एवं आरोग्य देनेवाली पद्धति

न्यूरोथैरेपी चिकित्सा पद्धति आोग्य व रोगों से बचाव के लिए भी लाभकारी है। सामान्य व्यक्ति भी हमेशा स्वस्थ रहने के लिए न्यूरोथैरेपी ले सकता है, क्योंकि यह उपचार व्यक्ति की ग्रंथियों के केमिकल्स/एंजाइम को सामान्य बनाए रखता है और जीवनी शक्ति को बढ़ा देता है, जिससे व्यक्ति की रोग प्रतिरोधक क्षमता बढ़ जाती है। यह पद्धति रीजुबनेशन के लिए तथा व्यक्ति की कार्यक्षमता को भी बढ़ाती है।

अनुभव से पाया गया है कि बिना किसी रोग के भी इस पद्धति का उपचार लेने से व्यक्ति का 'एजिंग फैक्टर' कम हुआ है। मेटाबॉलिज्म पर भी अच्छा परिणाम देखने को आया है। अनेक लोगों का अनुभव है कि वजन ठीक हुआ है तथा चेहरे के डार्क सर्कल (काले घेरे) कम हुए हैं। थकान या कमजोरी नहीं रहती तथा भूख-प्यास अच्छी लगने लगती है।

न्यूरोथैरेपी शरीर के उत्सर्जी तंत्र के कार्यों को सामान्य करने में सहायक है। अत: शरीर के अंदर विजातीय तत्त्वों को शरीर में जमा होने से रोकती है तथा जो हमारे रहन-सहन, खान-पान एवं दवाओं आदि के कुप्रभाव के कारण जमा हो गए हैं, उन्हें शरीर से बाहर निकालने में सहायक सिद्ध होती है, जिससे शरीर की त्वचा में चमक (ग्लो) आना प्रारंभ हो जाता

है। व्यक्ति अपने को अधिक स्फूर्तिपूर्ण, ताजा, तनाव-मुक्त एवं आनंदित महसूस करने लगता है।

□

न्यूरोथैरैपी पद्धति का वैदिक या प्राचीन इतिहास

नाभि को केंद्र मानकर चिकित्सा करने का वैदिक इतिहास किसी भी भौतिक या अभौतिक वस्तु में उसका केंद्र बहुत महत्त्वपूर्ण होता है। जिस प्रकार केंद्र के हिल जाने से पूरी व्यवस्था हिल जाती है, उसी प्रकार मनुष्य की नाभि उसके शरीर का केंद्र है।

गर्भावस्था में भ्रूण का पूरा पोषण केवल नाभि द्वारा ही होता है। नाभि केवल भौतिक केंद्र न होकर एक ऊर्जा का केंद्र भी है। नाभि के तिल मात्र भी अपने स्थान से हिल जाने पर अनेक रोग उत्पन्न हो जाते हैं। पूरा पाचन-संस्थान गड़बड़ा जाता है। हमारी सभी प्राचीन पद्धतियों

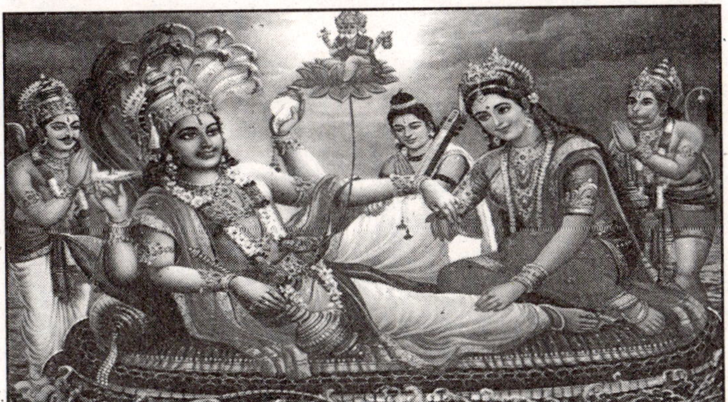

ने भी पाचन-संस्थान को स्वास्थ्य के लिए अहम माना है। चाहे आयुर्वेद हो या प्राकृतिक चिकित्सा, सभी की यही मान्यता है कि सभी लाइलाज तथा असाध्य रोगों का मूल कारण शरीर का पाचन एवं चयापचय ठीक न होना है। जब तक नाभि यथास्थान न हो, व्यक्ति कोई भी इलाज का तरीका अपनाए, वह स्वास्थ्य प्राप्त नहीं कर सकता। यही न्यूरोथैरेपी पद्धति का प्रथम व मुख्य आधार है।

चतुर्मुखी ब्रह्माजी का स्थान भी भगवान् विष्णु की नाभि से उत्पन्न कमल पर है, जो नाभि की महत्ता को दरशाता है। ब्रह्मा यानी जो ज्ञान-विज्ञान के त्रिकालदर्शी हैं, चारों दिशाओं पर जिनका नियंत्रण है। विष्णु, जो शेषनाग के फन पर भी सहज, शांत व प्रसन्न हैं, उनकी नाभि पर ब्रह्माजी का विद्यमान होना यह दरशाता है कि जिस मनुष्य की नाभि स्वस्थ है, वह तन व मन दोनों से स्वस्थ रहेगा।

□

नाभि और वैदिक मान्यताएँ

भारतीय संस्कृति के धार्मिक, आध्यात्मिक एवं भौतिक आदि विभिन्न पक्षों को प्रकाशित करनेवाले अनेक ग्रंथ संत-महात्माओं, महापुरुषों, विद्वानों तथा लेखकों के द्वारा समय-समय पर लिखे गए हैं, जिनसे भारतीय संस्कृति के विज्ञान एवं गूढ़तम रहस्यों का उद्घाटन जनता-जनार्दन के समक्ष होता रहा है।

इसी कड़ी में नाभि, जो मानव शरीर की निर्माण-प्रक्रिया का मूल स्रोत है, के कारण उत्पन्न कष्टों व रोगों पर आधारित 'नाभि रहस्य और स्वास्थ्य विज्ञान' नामक ग्रंथ लिखा है। आध्यात्मिक जीवन के उत्थान व विकास में नाभि-चक्र का विशेष महत्त्व है, यह बात किसी योगी या साधक से छिपी हुई नहीं है।

न्यूरोथैरेपी नाभि पर आधारित चिकित्सा-पद्धति है। अत: नाभि के संबंध में जानना आवश्यक है। खोज वृत्ति से जहाँ-जहाँ जो भी बातें देखने व सुनने को मिलीं, उनका परीक्षण शिविरों में करने लगे। अधिकांश क्रियाएँ नाभि-चिकित्सा के समय स्वत:-प्रेरित, आंतरिक स्फुरण से प्राप्त क्रियाएँ हैं। जब ध्येय नाभि-चिकित्सा हो गई तो चिंतन, मनन व ध्यान भी इसी विषय पर केंद्रित रहा।

इस नाभि-केंद्र से प्राण-संचार व शरीर जीवित रहने के संदर्भ में 'शार्ङ्गधर संहिता' में ये श्लोक हैं, जैसे—

नाभिस्थाः प्राणपवनः स्पृष्ट्वा हृत्कमलान्तरम्।
कंठाद् बहिर्विनिर्याति पातु विष्णुपदामृतम्॥
पीत्वा चांबरपीयूषं पुनरायाति वेगतः।
प्रीणयन् देहमखिलं जीवं च जठरानलम्॥

शा.सं; 1-5-44,45

नाभि में स्थित प्राणवायु (प्राणाश्रित वायु) हृदय का स्पर्श कर बाह्य आकाश से अमृत (हवा) पीने के कंठ से बाहर जाती है। वहाँ अमृत को पीकर फिर उसी वेग से नासिका द्वारा अपने स्थान में आकर संपूर्ण देह व ज़ीवन इनको संतुष्ट और जठराग्नि को प्रदीप्त करता है। वह प्राणवायु पूरे शरीर में व्यापक होने से नाभि में आवृत जो शिव है, उनमें भी स्थित है।

विशेष—

1. प्राण, अग्नि और सोमादिक—ये नाभि में रहते हैं। अतः 'नाभिस्थः प्राण-पवनः' कहा गया है।
2. नाभि स्थित प्राणिक ऊर्जा ही शिव रूप है, कल्याणकारी है, जो प्राण संचार प्रक्रिया के माध्यम से शरीर तथा उसमें स्थित अवयवों का पोषण करता है। अतः शिव रूप कहा जाता है।
3. प्राणवायु, ऑक्सीजन ही अमृत रूप है, जो शरीर को जीवन प्रदान करता है। इसके अभाव में शरीर रुग्ण या मृतवत् हो जाता है।

नाभि सूक्ष्म शरीर और स्थूल शरीर के मध्य जोड़नेवाले सेतु, प्राण का केंद्र और मानव शरीर का पावर हाउस है। प्राणमय कोश व प्राण-शरीर की गतिविधि का मूल बिंदु है—नाभि। नाभि ही प्राण ऊर्जा, सौर ऊर्जा, जठराग्नि, वैश्वानर अग्नि का केंद्र स्थल है। गर्भस्थ शिशु का लालन-पालन व पोषण नाभि के माध्यम से होता है। शरीर के अन्य

अंगों एवं अवयवों की रचना से पूर्व यह नाभि-केंद्र सर्वप्रथम अस्तित्व में आता है, तत्पश्चात् हाथ-पैर, हृदय-मस्तिष्क, फेफड़ा-गुर्दा, आँख-कान इत्यादि अंग-उपांग एवं अवयवों की रचना होती है। अतः मनुष्य शरीर व जीवन के मूल में नाभि है। जैसे गर्भस्थ शिशु के शरीर-निर्माण व विकास में नाभि की महत्त्वपूर्ण भूमिका है, वैसे ही मानव के जीवनकाल में शरीर की स्थिति, पोषण व विकास में भी विशिष्ट भूमिका है। नाभि द्वारा संचरित, निर्मित, पोषित व संरक्षित इस शरीर की इसके अवसान एवं लय में भी विशेष भूमिका है। तात्पर्य यह है कि नाभि ही इस शरीर की सृष्टि, स्थिति एवं लय का प्रमुख बिंदु है। इस भौतिक शरीर व स्थूल चेतना का आदि बिंदु है यह नाभि। इस रहस्य का अनुभव योगी, सिद्ध महापुरुषगण अवश्य करते हैं।

स्थूल या सामान्य प्रक्रिया—इस विज्ञान का मुख्य प्रयोजन स्थूल या सामान्य प्रक्रियाओं के माध्यम से प्राण-केंद्र से होनेवाली विकृत प्राण-संचार व्यवस्था को संतुलित करना है। इस प्रक्रिया में सबसे महत्त्वपूर्ण तथा सूक्ष्म या विशेष प्रक्रिया से निकटतम संबंध रखनेवाला केंद्र है—नाभि। दूसरे में इतर प्राण के उपकेंद्र और तीसरे में अन्य सामान्य साधनात्मक स्थूल माध्यम, जिससे सर्वसाधारण अभ्यास करके सूक्ष्म प्राण केंद्रों के स्नायविक तनाव को दूर करके प्राणवाहिनी नाड़ियों के संयोजन सूत्र को परिपूर्ण करते हुए प्रमुख व गौण केंद्र को सुव्यवस्थित व सक्रिय करना। आगे स्थूल प्राण चिकित्सक की विधि और उपयोगिता पर प्रकाश डालेंगे।

नाभि-रहस्य और स्वास्थ्य विज्ञान

नाभि मानव जीवन को सदा अप्रत्यक्ष रूप से प्रभावित करती रहती है। इसलिए सामान्य जनों व विद्वानों का ध्यान इसकी महत्ता और उपयोगिता पर विशेष रूप से आकर्षित नहीं हो पाया है। आज मानव जीवन का

केंद्र भावना व विचार के अंतर्गत ही क्रियाशील है। भावनात्मक तथा विचारात्मक दृष्टिकोण से विषय-वस्तु रखने की बात को सभी समझते हैं। विचार व भावना को भाषा के द्वारा अभिव्यक्त करना आसान है, परंतु प्राण-तत्त्व का विवेचन भाषा द्वारा करना उतना आसान नहीं है। प्राण का प्रमुख केंद्र नाभि है, इसलिए प्राण-तत्त्व या नाभि की भाषा मौन है। जहाँ भावना और विचार विराम को प्राप्त होते हैं, वहाँ व्यक्ति प्राण-केंद्र नाभि के रहस्यों को समझने में समर्थ होता है।

अतः संक्षेप में, नाभि प्राण का प्रमुख केंद्र है। वह आध्यात्मिक साधना की दृष्टि से रहस्य-युक्त है ही, साथ ही स्थूल शरीर के स्वास्थ्य के लिए भी नाभि ज्यादा चमत्कारिक व रहस्यमय है।

स्वास्थ्य विज्ञान

नाभि, जो प्राण का प्रमुख केंद्र है, आध्यात्मिक साधना-पथ का प्रमुख प्रवेश द्वार है। इसके साथ ही नाभि इस स्थूल शरीर की उत्पत्ति, स्थिति व लय का भी कारणभूत तत्त्व है। शरीर-निर्माण प्रक्रिया काल में सर्वप्रथम नाभि ही अस्तित्व में आती है, तत्पश्चात् माता के गर्भ में अन्यान्य अवयवों, अंगों व ग्रंथियों की निर्माण-प्रक्रिया नौ माह के मध्य पूर्ण होती है। शरीर की स्थिति भी नाभि-केंद्र के द्वारा जीवनकाल में होती ही रहती है। यह तथ्य बहुत कम लोगों को मालूम है। शरीर के पालन-पोषण के कार्य में नाभि स्थित जठराग्नि (Digestive fire) की ही प्रमुख भूमिका है। साथ ही शरीर के स्वास्थ्य का संबंध भी नाभि केंद्र की अहम भूमिका है। मृत्यु काल में नाभि प्रदेश से नीचे के अंगों का प्राण नाभि में केंद्रीभूत होता है, अर्थात् अपान प्राण नाभि स्थित प्राण तत्त्व से संयुक्त होता है। उसके पश्चात् की वृत्ति तथा कर्म के अनुसार ऊर्ध्व या अधोगति को प्राण प्रयाण करता है।

तात्पर्य यह है कि नाभि-केंद्र का महत्त्व शरीर की उत्पत्ति, स्थिति

तथा लय—इन तीनों गतियों की दृष्टि से विशेष रूप से है। परंतु यहाँ पर शारीरिक स्वास्थ्य के दृष्टिकोण से इस केंद्र की भूमिका पर विचार करना ही प्रमुख ध्येय है। इस ग्रंथ में दो प्रकार से नाभि की क्रियाओं को रखा गया है—प्रथम, नाभि स्थित अग्नि समाग्नि होने से स्वास्थ्य की प्राप्ति और विषमाग्नि, मंदाग्नि या तीक्ष्णाग्नि होने से स्वास्थ्य की हानि होती है। द्वितीय, नाभि स्थित प्राण-केंद्र, जिसे सौर ऊर्जा केंद्र भी कहते हैं, प्राण-शक्ति या जैविक विद्युत् शक्ति के प्रवाह के क्रियाकलाप में असंतुलन हो जाने पर परिणामत: उदरस्थ अनेक रोग उत्पन्न हो जाते हैं। प्राण-केंद्र के विचलन से कब्ज, गैस, उदरशूल, आँव-पेचिश, अतिसार, वीर्य-रज संबंधी दोष, रक्ताल्पता, मधुमेह, श्वास-दमा, सिरदर्द इत्यादि अनेक कष्ट हो जाते हैं। इस संदर्भ में अग्नि-दोष व प्राण-केंद्र विचलन को ठीक करके नाभि को कैसे स्व-स्थान में लाकर स्वास्थ्य-प्राप्ति हो सकती है, इसी सूक्ष्म विज्ञान को उक्त चिकित्सा-पद्धति में उद्घाटित किया गया है।

□

नाभि-शिराएँ व धमनियों से संबंध

योग ग्रंथों और आयुर्वेद में नाभि को समस्त शिराओं एवं स्नायुओं का मूल माना गया है। योग के अनुसार 72,000 हजार नाड़ियाँ नाभि से निकलती हैं और प्राण का संवहन करके संपूर्ण शरीर के विभिन्न भागों में प्राण-शक्ति को पहुँचाती हैं। इसलिए योग शास्त्रों में नाभिकेंद्र, मणिपूर चक्र का अधिक महत्त्व भी बतलाया गया है। प्राणतत्त्व के ऊर्ध्वीकरण हेतु मणिपूर चक्र पर ध्यान व यौगिक क्रियाओं द्वारा पुष्ट, सुस्थिर तथा संतुलित रखना आवश्यक होता है, तभी दिव्य मानवीय गुणों का आविर्भाव साधकों में होने लगता है। इसी दृष्टि से योग-दर्शन में कहा गया है कि 'नाभिचक्रे कायव्यूहज्ञानम्'।

नाभिचक्र में संयम करने से शरीर संरचना के व्यूह अर्थात् ताने-बाने के रूप में फैले हुए स्नायु समुदाय का ज्ञान होता है।

भौतिक शरीर की बनावट व क्रियाकलापों का अनुभव कर साधक स्थूल शरीर के प्रणेता सूक्ष्म शरीर का अनुभव करता है और उसमें प्रतिष्ठित होने का मार्ग प्राप्त करता है। यह नाभिचक्र या मणिपूर चक्र के भेदन से ही संभव है।

नाभि-केंद्र और शिराओं के संदर्भ में यौगिक ग्रंथों में जो उल्लेख मिलता है, उनका संक्षिप्त वर्णन करते हैं। स्नायु, शिरा, नाड़ी इत्यादि समानार्थक शब्द हैं।

योग ग्रंथों के अनुसार, नाभि प्रदेश में एक कंद स्थित है, जहाँ से अधिकांश मेरुदंडीय नाड़ियाँ निर्गत होती हैं और संपूर्ण शरीर में फैल जाती हैं; जैसे—

तन्तुनां मणिवत्प्रोतो यत्र कंदः सुषुम्णया।
तन्नाभिमण्डलं चक्रं प्रोच्यते मणिपूरकम्॥ गोरक्ष पद्धति 23॥

योगचूडामणि, ॥12॥

नाभि में एक कंद है, जिससे सर्वांग व्यापिनी शिरा, नस-नाड़ियाँ निकली हैं। जिस प्रकार सूत्र (धागे) में मणियाँ पिरोई रहती हैं, उसी प्रकार नाभिमंडल स्थित कंद में सुषुम्ना नाड़ी समूह पिरोए हुए हैं। इस स्नायु केंद्र को 'नाभिमंडलस्थ मणिपूर चक्र' कहते हैं।

नाड़ियों के उत्पत्ति स्थान, संख्या के संदर्भ में गोरक्ष-पद्धति में और 'योगचूडामणि' उपनिषद् में निम्न विचार हैं; यथा—

''ऊर्ध्वं मेढ्रादधो नाभेः कंदो योनिः खगांडवत्।
तत्र नाड्यः समुत्पन्नाः सहस्त्राणां द्विसप्ततिः॥
तेषु नाड़ी सहस्त्रेषु द्विसप्ततिरुदाहतः।
प्रधानाः प्राणवाहिन्यो भूयस्तासु दशस्मृताः॥

यो.चू.उ., 14-15॥
गो. प., 25-26॥

लिंगेंद्रिय मूल से ऊपर नाभि के कुछ नीचे कंद समस्त नाड़ियों का योनि (उत्पत्ति स्थान) पक्षी के अंडे के समान आकारवाला है। इससे 72,000 नाड़ियाँ ऊपर-नीचे व तिरछी निकलकर सर्वांग में व्याप्त हैं।

उक्त 72,000 नाड़ियों में मुख्य 72 ही हैं। इनमें भी प्राणवाहिनी प्रधान 10 ही नाड़ियाँ हैं। इन प्रमुख नाड़ियों के नाम ये हैं—

इडा च पिंगला चैव सुषुम्ना च तृतीयकाः।
गान्धारी हस्तिजिह्वा च पूषा चैव यशस्विनी॥

अलम्बुषा कुहूश्चैव शंखिनी दशमी स्मृता।
एतन्नाड़ीमयं चक्रं ज्ञातव्यं योगिभिः सदा॥

गो. प., 27-28॥

यो. चू.॥ 16,17॥

इडा, पिंगला, सुषुम्ना, गांधारी, हस्तिजिह्वा, पूषा,यशस्विनी, कुहू अलंवुषा, शंखिनी—मुख्य नाड़ियों के नाम हैं। यह नाड़ीमय चक्र योगाभ्यासी को अवश्य जानने योग्य है।

इन दस नाड़ियों में तीन प्रमुख हैं—इडा, पिंगला, सुषुम्ना। इनकी प्रकृति का बोध कराते हैं इनके देवता; यथा—

इडापिङ्गलासुषुम्नाः प्राणमार्गे समाश्रिताः।
सततं प्राणवाहिन्यः सोमसूर्याग्निदेवताः॥

गो.प. 36, यो. चू. 21॥

सतत प्राणवायु को वहन करनेवाली इडा, पिंगला, सुषुम्ना—ये तीन प्रमुख नाड़ियाँ प्राण-वायु के संचार के मार्ग हैं। इनके क्रमशः चंद्रमा, सूर्य और अग्नि देवता हैं। जिस प्रकार चंद्रमा शीतलता, सूर्य तेज और अग्नि सौम्यता का प्रतीक है, वैसे ही इडा शीतलता, पिंगला गरमी और सुषुम्ना समता व सौम्यता की द्योतक है।

चार प्रकार के अन्न—खाद्य, पेय, लेह्य, चोष्य का परिपाक होने पर उसके तीन प्रकार के रस बनते हैं। प्रथम, सारभूत रस सूक्ष्म शरीर अर्थात् प्राण व मन इत्यादि को पोषित करता है और दूसरा रस सप्त धातुमय इस शरीर का पोषण करता है और तीसरा रस मल-मूत्र है। इनका संवहन इत्यादि पूरे शरीर में नाड़ियों के माध्यम से होता है; यथा—

अन्नशितं त्रेधा विधीयते तस्य य स्थविष्ठो धातुस्तत्पुरीषं भवति योः मध्यमस्तन्मांसं योऽणिष्ठस्तन्मनः॥

छा. उ., 6.5.1॥

—अर्थात् खाए हुए अन्न की तीन प्रकार की गति होती है। उसका स्थूलांश मल (पुरीष) बनता है, मध्यम अंश का मांस और सूक्ष्मांश से मन बनता है।

'शिव-संहिता' में भी कहा गया है—

आद्यभगं द्वयं नाड्यः प्रोक्तास्ताः सकला अपि।
पोषयन्ति वपुर्वायुमापादतलमस्तकम्॥
नाडीभिराभिः सर्वाभिर्वायुः सञ्चरते यदा।
तदैवान्नरसो देहे साम्येनेह प्रवर्तते॥

शिव-संहिता, 5, 71-72

प्रथम व द्वितीय प्रकार के, जिन्हें रस कहा है, वही सकल नाड़ी रूप में और पैर के तलवे से लेकर मस्तकपर्यंत शरीर की वायु का पोषण करते हैं। जब सब नाड़ी के साथ वायु (प्राण) का सम्यक् संचार होता है, तब अन्न का रस शरीर में समभाव से वितरित होता है।

नाड़ी की शुद्धि होने पर योगी के शरीर में कुछ लक्षण प्रकट हो जाते हैं। इस संदर्भ में कहते हैं; यथा—

समकायः सुगन्धिः च सुकान्तिः स्वरसाधकः।
आरम्भभटकश्चैव यथा परिचयस्तदा।
निष्पत्तिः सर्वयोगेषु योगावस्था भवन्ति ताः॥

शि. सं., 3-32॥

जब योगी की नाड़ी शुद्ध होगी, तब समकाय हो जाएगा—अर्थात् न स्थूल, न कृश, न टेढ़ा-मेढ़ा (वक्र) रहेगा और शरीर में सुगंधि संयुक्त अच्छी क्रांति अर्थात् तेज रहेगा तथा वायु स्वर का साधक हो जाएगा और आरंभ का लक्षण जान पड़ेगा 'योगशिखोपनिषद्' में नाभि से उत्पन्न नाड़ियाँ शरीर के विभिन्न भागों में फैलती हैं; यथा—

विलम्बिनीइति या नाडी व्यक्ता नाभैः प्रतिष्ठिता।
तत्र नाड्यः समुत्पन्नास्तिर्यगूर्ध्वमधोमुखाः॥

योग शिखो. 5, 20 ॥

विलंबिनी नामक जो नाड़ी नाभि में व्यक्त होकर स्थित है, वहाँ नाड़ी-पुंज तिरछा, ऊपर, नीचे की ओर निकलता है।

तन्नाभिचक्रमित्युक्तं कुकुटाण्डमिव स्थितम्।
गान्धारी हस्तिजिह्वा च तस्मान्नेत्रद्वयं गते॥
पूषा चालम्बुसा चैव श्रोत्रद्वयमुपागते।
शूरा नाम महानाडी तस्माद्भ्रूमध्यमाश्रिता॥
विश्वोदरी तु या नाड़ी सा भुङ्क्तेऽन्नं चतुर्विधम्।
सरस्वती तु या नाड़ी सा जिह्वांत प्रसर्पति॥

यो. शिखो., 5-21.22.23 ॥

नाड़ी समूह जहाँ से उद्‌भूत होता है, उसे 'नाभिचक्र' कहते हैं। मुरगी के अंडे के समान ही इसकी आकृति है। गांधारी और हस्तिजिह्वा नामक नाड़ी दोनों नेत्रों तक गई हैं। पूषा और अलंबुसा नाम की नाड़ियाँ दोनों कानों तक गई हुई हैं। शूरा नामक महानाड़ी भ्रू-मध्य पर्यंत फैली हुई है। विश्वोदरी नामक जो नाड़ी है, उससे खाद्य, पेय, चोष्य, लेह्य—इन चारों प्रकार के अन्नों का ग्रहण होता है। सरस्वती नामक नाड़ी जिह्वा के छोर तक फैली हुई है।

नाभेरधोगतास्तिस्त्रो नाड्यः स्युरधोमुखाः॥
चित्राख्या सीविनी नाड़ी शुक्रमोचनकारिणी॥
नाड़ीचक्रमिति प्रोक्तं विन्दुरूपमतः श्रृणु॥

योग शिखो. 5, 26-27

नाभिचक्र के निम्न भाग से तीन नाड़ियाँ नीचे की ओर जाती हैं। कुहू नाड़ी मल (पुरीष) त्यागती है, वारुणी नामक नाड़ी मूत्र-विसर्जन करती है। चित्रा नाम की सीविनी नाड़ी शुक्र को शिश्न से निकालती है। यह नाड़ी चक्र के संदर्भ में कहा गया है। अब बिंदु के रूप के संबंध में सुनिए।

तात्पर्य यह है कि योग ग्रंथों में भी नाभि से प्रमुख नाड़ियों के

उद्भव होने का उल्लेख है। संक्षेप में निम्न बातें कही गई हैं—

1. नाभि के नीचे एक कंद है, जहाँ से 72,000 नाड़ियाँ उद्भूत होती हैं, जो ऊपर, नीचे, तिरछा शरीर के चारों ओर फैलती हैं।
2. 72 नाड़ियाँ इनमें मुख्य हैं। इनमें भी 10 नाड़ियाँ प्रमुख हैं। इनमें भी इडा, पिंगला और सुषुम्ना—ये तीन नाड़ी प्रधान हैं।
3. इडा नाड़ी सोम (चंद्रमा) जैसी शीतल है, पिंगला नाड़ी सूर्य की भाँति गरम होती है और सुषुम्ना नाड़ी अग्नि के समान सौम्य व तेजोमयी होती है।
4. आंतरिक शरीर के व्यापार के संपादन हेतु विभिन्न नाड़ियाँ शरीर में कार्य करती हैं। जैसे—नेत्र व्यापार हेतु गांधारी व हस्तिजिह्वा, पूषा तथा अलंबुसा कान के व्यापार हेतु, विश्वोदरी नाड़ी चारों प्रकार के भुक्त अन्न हेतु, सरस्वती नाड़ी जिह्वा के व्यापार स्वाद व वाणी हेतु, कुहू नाड़ी मल-विसर्जन हेतु, वारुणी मूत्र-व्यापार हेतु, चित्रा नाड़ी शुक्र-विसर्जन हेतु कार्य करती है।
5. नाड़ी-शुद्धि से ही शारीरिक व मानसिक स्वास्थ्य, शक्ति एवं तेज की प्राप्ति होती है। योग-सिद्धि के मूल में नाड़ी-शोधन ही है। नाड़ी में प्राण व रक्त का संचार संपूर्ण शरीर में होता है। अतः नाड़ी शुद्धि का आधार है। प्राण-शुद्धि तथा रक्त-शोधन, रक्त व प्राण-शुद्धि हेतु ही योग में आसन, प्राणायाम, षट्कर्म की क्रियाएँ इत्यादि का अभ्यास बताया गया है।

आयुर्वेदिक दृष्टिकोण

आयुर्वेद के ग्रंथों में शरीर-संरचना से संबंधित प्रधान ग्रंथ 'सुश्रुत संहिता' है।

सुश्रुत के 'शरीरस्थानम्' नामक प्रकरण में 'सिरावर्ण विभक्ति'

नामक अध्याय में नाभि और शिराओं तथा स्नायुओं के संबंध में सुंदर वर्णन मिलता है।

हमारे शरीर में 700 शिराएँ तीन प्रकार की होती हैं—

1. वे शिराएँ, जो अशुद्ध रक्त को वहन करती हैं, जिन्हें 'कालिका' कहते हैं।
2. जिन शिराओं के द्वारा शुद्ध रक्त का संवहन होता है, उन्हें 'लोहितिका' कहते हैं।
3. मर्मरिका नामक शिराएँ, जो मर्म स्थानों को जाती हैं; यथा—

तत्राज्ञेन यदृच्छाया विद्धासु सिरासु कालिकामर्मरिकालो हितिकासूपद्रवाः भवन्ति।

सु.सू.अ., 165

नाभि और धमनी

जैसे शिराओं का उद्गम-स्थल नाभि है, वैसे ही धमनी का भी मूल स्थान नाभि है। 'सुश्रुत संहिता' में शरीर स्थान के नवम अध्याय में धमनी (Artery) के संदर्भ में वर्णन है।

धमनी-शिरा और स्त्रोत को कई आचार्य एक मानते हैं, पर इनमें भेद है। यथा—

तत्र केचिदाहु—शिराधमनी स्त्रोतसामविभागः। शिरा विकारा एव ही धमन्यः स्त्रोतांसि चेति। तत्तु न सम्यक् अन्या एवं हि धमन्यः स्त्रोतांसि च सिराभ्यः कस्मत्? व्यञ्जनान्यत्वात् मूलसान्नियमात् कर्मवैशेष्यात् आगमाच्च; केवलं तु परस्परसन्निकर्षात् सदृशागमकर्मत्वात्। सौक्ष्म्याच्च विभक्तकर्मणामप्यविभाग इव कर्मसु भवति।

सु.शा.अ. 9-3॥

अर्थात् कई आचार्य कहते हैं कि शिरा, धमनी और स्त्रोत—इनमें भेद नहीं

है। धमनी और स्रोत शिराओं के ही भेद हैं। परंतु ऐसा नहीं है। धमनी, स्रोत और शिराएँ पृथक्-पृथक् ही हैं; क्योंकि व्यंजना के अन्य होने से, मूल के नियम से, कर्म की विशेषता से, शास्त्रों के आधार से, परस्पर सन्निकर्ष से, इनका आगम और कर्म समान होने से तथा अतिसूक्ष्मता के कारण पृथक् होते हुए भी इनमें अभिन्नता प्रतीत होती है।

धमनी के उद्गम व संख्या के संदर्भ में कहते हैं—

चतुर्विंशंतिर्धमन्यो नाभिप्रभव अभिहिताः॥

सु.शा.अ., 9-3

24 धमनियाँ नाभि से उत्पन्न हुई हैं।

धमनी के वर्गीकरण के संदर्भ में उद्धृत करते हैं; यथा—

तासां तु खलु नाभि प्रभवाणां धमनीनामूर्ध्वगा दश,
दश चाधोगामिन्यः चतस्त्रास्तिर्यगाः॥

सु.शा.अ., 9-4

नाभि से उत्पन्न हुई उन 24 धमनियों में से 10 ऊर्ध्वगामिनी, 10 अधोगामिनी और 4 तिर्यक्गामिनी होती हैं।

ऊर्ध्वगामिनी धमनियाँ और उनके कार्य—शब्द, स्पर्श, रूप, रस, गंध, प्रश्वास, उच्छ्वास और जँभाई लेना, छींकना, हँसना, बोलना, रोना आदि विशेष कार्यों को करती हुई शरीर को धारण करती हैं। वे हृदय में प्राप्त होकर तीन भागों में विभक्त हो जाती हैं। इस तरह 30 ऊर्ध्वगामिनी धमनियाँ हैं। इनमें वात, पित्त, कफ, शोणित और रस—इनको दो-दो वहन करती हैं। ये 10 हैं। शब्द, रूप, रस, गंध को 8 ग्रहण करती हैं। मनुष्य दो से बोलता है, दो से घोष करता है, दो से सोता है, दो से जागता है। दो अश्रुवाहिनियाँ हैं तथा दो स्तन वाहिनियाँ हैं, जो स्त्री में स्तन का वहन करती हैं और वही पुरुषों में शुक्र का वहन करती हैं। इस प्रकार इन 30 ऊर्ध्वगामी धमनियों का विभाग सहित वर्णन हो गया है।

एताभिरूर्ध्वं नाभेरुदरपार्श्वपृष्ठोरः
स्कंधग्रीवावाहवो धर्यन्ते याप्यन्ते च॥

सु.शा.अ., 9-5

इनके द्वारा नाभि के ऊपर, उदर, पार्श्व, पीठ, छाती, स्कंध, ग्रीवा और बाहु इनका धारण और यापन होता है।

अधोगामिनी 10 धमनियों और इनके कार्य—वात, मूत्र, पुरीष (मल), शुक्र तथा आर्तव इनका अधोभाग में वहन करती हैं। ये पित्ताशय में प्राप्त हुई वहाँ स्थित अन्न-पान आदि के रस को, जिसका पाचकाग्नि से सम्यक् पाचन हुआ है, उसे ग्रहण कर अभिवहन करती हुई शरीर का तर्पण करती हैं, रस की पूर्ति करती हैं। आमाशय और पक्वाशय के मध्य में ये तीन भागों में विभक्त हो जाती हैं। इस तरह 30 हो जाती हैं। इनमें वात, पित्त, कफ, रक्त तथा रस को 2-2 वहन करती हुई 10 होती हैं। आंत्राश्रित 2 अन्न का वहन करती हैं, 2 जलवहा, मूत्र-वस्ति को जानेवाली 2 मूत्रवहा हैं। शुक्रोत्पत्ति के लिए 2 शुक्रवहा और 2 शुक्र विसर्जन के लिए धमनियाँ हैं। यही स्त्रियों में आर्तव वहन तथा विसर्जन का काम करती हैं। स्थूलांत्र से संबंधित 2 धमनियाँ मल को निरसती हैं और शेष 8 तिर्यग्गामी धमनियाँ स्वेद अर्पण करती हैं। इस प्रकार ये 30 अधोगामी धमनियाँ विभागपूर्वक वर्णित हैं। ये धमनियाँ नाभि के नीचे पक्वाशय, कटि, मूत्र, मल, गुदा, वस्ति, मूत्रेंद्रिय और जाँघ—इनका धारण और पोषण करती हैं।

तिर्यग्गामिनी 4 धमनियों का कार्य प्रत्येक धमनी से सौ-सौ, हजार-हजार तथा फिर उनमें से सहस्त्रों विभाग हो जाते हैं। इस प्रकार असंख्य होकर सारे शरीर को बद्ध तथा आच्छादित किया हुआ है। इनके सूक्ष्म मुख रोम कूपों से मिले हुए हैं। इन मुखों से स्वेद का प्रवर्तन होता है। इन्हीं के द्वारा त्वचा पर प्रयुक्त अभ्यंग के परिषेक, अवगाहन (स्नान) तथा आलेपन के द्रव्यों का प्रभाव शरीर में पहुँचता है। इन्हीं से स्पर्श का सुख-दुःख शरीर ग्रहण करता है।

(3) स्रोत—मन, प्राण, अन्न, उदक, दोष, धातु तथा उपधातुओं के मल जिन-जिन मार्गों द्वारा शरीर में संचरित होते हैं, उन्हें स्रोत कहते हैं; यथा—

मनः प्राणान्नपानीय दोष धातूपधातवः।
धातूनां च मला मूत्रं मलमित्यादयस्तनौ॥
संचरन्ति हियैर्मार्गैस्तानि स्रोतांसि संजगुः॥ भावप्रकाश ॥

वैसे स्रोत असंख्य हैं, किंतु शल्याधिकृत 11 स्रोत हैं।

इस प्रकार यह स्पष्ट हो जाता है कि नाभिकेंद्र से ही शिराएँ, धमनियाँ और स्रोतवाहिनी नाड़ियों का उद्‌गम है और वहीं से प्राण व रक्त का संचार संपूर्ण शरीर में होता है। शिरा-धमनी की स्थिति नाभि से और नाभि शिरा-धमनी के कारण टिकी हुई है। ये एक-दूसरे के ऊपर आश्रित हैं। इनका अन्योन्याश्रित संबंध है, जैसे चक्रनाभि और अरों का अन्योन्याश्रित संबंध होता है। अतः नाभि की गड़बड़ी का शिरा-धमनी में और शिरा-धमनी की गड़बड़ी का नाभि में प्रभाव अवश्य पड़ता है।

नाभि और हमारा स्वास्थ्य

जैसे गाड़ी के पहिए के नाभ पर अरे टिके रहते हैं और उन अरों पर चक्के की बाहरी परिधि, वैसे ही नाभि पर सभी नस-नाड़ियाँ और नस-नाड़ियों पर मानव शरीर की बाह्य आकृति टिकी है। नाभि शरीर का मध्यस्थ केंद्र होने से ऊपर तथा नीचे के अवयवों व अंग-उपांगों से विधिवत् जुड़ी हुई है। अधिकांश प्रमुख अवयव, ग्रंथि इत्यादि शरीर के मध्य भाग में स्थित हैं और पाचन-प्रक्रिया, मल-मूत्र विसर्जन-प्रक्रिया, रक्त की परिभ्रमण-प्रक्रिया, श्वसन-प्रक्रिया जैसी महत्त्वपूर्ण क्रियाएँ इस मध्य भाग से ही संपन्न होती हैं। अतः निर्विवाद रूप से शरीर के मध्य भाग की प्रधानता सिद्ध होती है। शरीर के मध्य भाग के बीच में यह नाभि केंद्र है।

नाभि प्राण-संचार का प्रमुख केंद्र है। यहीं पर (वैश्वानर अग्नि) जठराग्नि या प्राणाग्नि स्थित है और पाचन इत्यादि क्रियाओं को सुव्यवस्थित ढंग से संपन्न करती रहती है। इस अग्नि के कारण ही भुक्तान्न से रस, रक्त, मांस इत्यादि बनाने की प्रक्रिया होती है। शुक्र-शोणित, ओज इत्यादि सूक्ष्मतम धातुओं की निर्माण-शृंखला संपन्न होती है। निर्माण-शृंखला जिस धातु पर अवरुद्ध हो जाती है, उस धातु की शरीर में वृद्धि हो जाती है; जैसे—मांस में रुक जाने से मांस की वृद्धि शरीर में हो जाती है। मेद व हड्डी में रुक जाने से मेद व हड्डी बढ़ जाती है। इस सूक्ष्मीकृत प्रक्रिया को नाभि स्थित जठराग्नि ही संपादित करता है। इस प्रकार नाभि में दो प्रकार की क्रियाएँ होती रहती हैं—

(क) अग्नि—नाभि स्थित भुक्तान्नों का सम्यक् रूप से परिपाक करके रस, रक्त, मांस, मेद, हड्डी इत्यादि सूक्ष्म धातुओं में परिवर्तित करना।

(ख) प्राणाग्नि, प्राणिक ऊर्जा—नाभि स्थित प्राण-ऊर्जा रक्त इत्यादि धातुओं का संचार पूरे शरीर में आवश्यकतानुसार संचारित कर शरीर को आवश्यक पोषक तत्त्व का वितरण करना।

इन दो क्रियाओं के ऊपर ही इस शरीर का स्वास्थ्य निर्भर करता है। इन क्रियाओं में थोड़ी भी गड़बड़ी हुई तो साध्य-असाध्य रोग भी हो जाते हैं। साथ ही मानसिक रुग्णता भी होने लगती है। इस संदर्भ में थोड़ा विशेष विचार करना आवश्यक है।

(क) समाग्नि—जब नाभि स्थित वैश्वानर अग्नि सम व संतुलित होती है, तब ही सम्यक् पाचन होता है और त्रिदोष—वात, पित्त, कफ भी संतुलित अवस्था में शरीर में बने रहते हैं। वात, पित्त, कफ सम होने से रस, रक्त, मांस, मेद इत्यादि अष्ट धातुओं और मल-निष्कासन संबंधी क्रियाएँ भी सम होंगी। अब शरीर, इंद्रियों और मन में स्फूर्ति, शक्ति व

प्रसन्नता होगी। तभी शरीर स्वस्थ है, ऐसा कहा जा सकता है।

स्वास्थ्य ठीक है, इस संदर्भ में आयुर्वेद में कहा गया है; यथा—

समदोषः समाग्निश्च समधातुमलक्रियाः।

प्रसन्नात्मेन्द्रियमनाः स्वस्थमित्यभिधीयते॥ भावप्रकाश॥

स्वास्थ्य का रहस्य अग्नि के सम होने में ही है।

(ख) कुपिताग्नि—नाभि स्थित अग्नि (जठराग्नि) के कुपित हो जाने से वात, पित्त, कफ—इन त्रिदोषों का संतुलन समाप्त हो जाता है। इन तीनों दोषों के कारण क्रमशः विषमाग्नि, तीक्ष्णाग्नि व मंदाग्नि हो जाती हैं, जिससे अष्ट धातुओं के एक-दूसरे में परिवर्तित होने की परिपाक क्रिया ठीक नहीं होती, मंद या बंद हो जाती है। जिस धातु में यह परिपाक क्रिया समाप्त हो जाती है, उस धातु की शरीर में मात्रा बढ़ जाती है, रोगोत्पत्ति होने का मार्ग प्रशस्त हो जाता है। मल-मूत्र, पसीना इत्यादि मल-विसर्जन की क्रियाएँ भी विषम हो जाती हैं, बिगड़ जाती हैं। इस तरह कुपिताग्नि होने से शरीर, इंद्रिय, मन के सौष्ठव-वर्धन, उत्साह, प्रसन्नता समाप्त-सी हो जाती है और भारीपन, उत्साहहीनता, आलस्य, प्रमाद इत्यादि आने लगता है। धीरे-धीरे शरीर में रोगों की उत्पत्ति होने लगती है; यथा—

रोगाः सर्वेऽपि मन्दाग्नौ सुतरामुदराणि च।

अजीर्णान्मलिनैश्चान्तैः जायन्ते मलसंचयात्॥ वाग्भट्ट॥

अर्थात्—निश्चय ही सभी रोगों का कारण मंदाग्नि है और इसका सीधा संबंध पेट (उदर) से है। अजीर्ण मंदाग्नि के कारण होता है और मल-संचय या विजातीय द्रव्यों के कारण मंदाग्नि होती है। इस प्रकार कुपिताग्नि से रोग उत्पन्न होते हैं। पेट के समस्त रोग उदरस्थ अग्नि के कुपित होने से होते हैं। कब्ज, गैस, आँव-पेचिश, उदर शोथ व दर्द, अम्ल-पित्त, पतला दस्त, मूत्र व वीर्य संबंधी रोग कुपिताग्नि के कारण ही होते हैं।

(ग) प्राणाग्नि—नाभि स्थित प्राण-शक्ति ही विद्युत् की भाँति

प्राणवाहिनी स्नायुओं के माध्यम से संपूर्ण शरीर में प्रवाहित रहते हुए शरीर में संवेदना व क्रियात्मक शक्ति को बनाए रखती है, साथ ही शरीर के विभिन्न अवयवों, ग्रंथियों के कार्य में सक्रिय सहयोग करती है। जैसे बिना बिजली के विद्युत् उपकरण एवं यंत्र कार्य नहीं करता है, वैसे ही प्राण-शक्ति अर्थात् जैविक विद्युत् शक्ति के बिना शरीर के कोई भी अवयव, ग्रंथि, अंग गतिमान या क्रियाशील नहीं होता। इस प्राणिक ऊर्जा के कारण ही मनुष्य में प्रतिरोधक शक्ति होती है, जो किसी भी बाहरी रोगाणुओं से संघर्ष करके उन्हें भगाकर शरीर को स्वस्थ रखती है और शरीर में कार्य करने की विशेष क्षमता प्रदान करती है। शारीरिक क्रियाकलापों को संपन्न करने में जितनी उपयोगिता व महत्ता प्राणिक ऊर्जा की है, उससे कम इसकी उपयोगिता व महत्ता मानसिक कार्यों में नहीं है। जिस प्रकार बिजली की आपूर्ति मुख्य विद्युत् गृह से सहायक विद्युत् केंद्र, फिर उप-सहायक केंद्र के पश्चात् घरों व कारखानों को होती है, वैसे ही नाभि प्राणिक ऊर्जा का प्रधान केंद्र है। यहाँ से ही शाखा-उपशाखा रूपी केंद्रों में वितरित होकर समस्त अवयवों, ग्रंथियों और अंगों में यथावश्यकता आपूर्ति होती रहती है। प्राण-शक्ति का वितरण जाग्रतावस्था में ही नहीं, स्वप्न और सुषुप्ति अवस्था में भी बिना रुकावट अहर्निश होता ही रहता है। जिस अंग में इसकी आपूर्ति न हो, वह अंग सूख जाएगा, रुग्ण हो जाएगा या लकवा इत्यादि से ग्रस्त हो जाएगा। शारीरिक व मानसिक स्वास्थ्य के लिए नाभि-केंद्र प्रमुख रूप से उत्तरदायी है।

(2) इस प्राणिक विद्युत् शक्ति के कारण ही जीवन-यात्रा निर्बाध गति से चल रही है। इसी के द्वारा रस, रक्त, मांस, मेद, अस्थि, मज्जा, शुक्र, शोणित, ओज आदि धातुओं का सम्यक् संचार व वितरण संपूर्ण शरीर में होता है। प्राण-ऊर्जा के कम होने पर इन धातुओं की परिपाक श्रृंखला प्रभावित होती है और शरीर में कमजोरी अनुभव की जाती है। शरीरगत क्रियाओं के सुसंपन्न होने के लिए प्राण- केंद्र या नाभि का

सबल होना आवश्यक है। शरीर की स्फूर्ति, सक्रियता, हलकापन इत्यादि इस ऊर्जा पर ही निर्भर करता है। इस प्रकार जठराग्नि द्वारा परिपाक भुक्तान्नों को नाभि स्थित प्राण-ऊर्जा संपूर्ण शरीर में वितरण करती है। विभिन्न अवयवों के माध्यम से प्राण और रक्तादि के यथोचित संचार से शरीर शक्तिशाली व पुष्ट होता है। वितरण व्यवस्था ठीक न होने से पोषक तत्त्व का आवंटन नहीं होता और शरीर निर्बल, कृश तथा स्नायु-दौर्बल्य होने लगता है।

अतः स्वास्थ्य का घनिष्ठ संबंध नाभि केंद्र से है। स्वस्थ रहने के लिए नाभि स्थित अग्नि का सम होना और प्राण-शक्ति का पूरे शरीर में सम्यक् आवंटन होना आवश्यक है। जैसे विद्युत् शक्ति से मशीन चलती है, वैसे ही प्राण-शक्ति से इस शरीर का संचालन होता है। प्राण-शक्ति का प्रमुख केंद्र नाभि है। दूसरी बात—जन्म से पूर्व इस शरीर का पालन-पोषण, विकास, संचार इत्यादि नाभि-केंद्र से ही होता रहा है। इस शरीर के समस्त इंद्रियों, ग्रंथियों, अवयवों, अंगों-उपांगों के विकास, रक्षण, परिवर्धन का मूल स्रोत नाभि ही है और नाभि से ही इस शरीर की सृष्टि स्थित जाननी चाहिए। अंततः इस शरीर के सम्यक् लालन-पालन, पोषण, रक्षण, विकास और स्वास्थ्य के मूल में नाभिचक्र का ही चमत्कार व रहस्य है।

नाभि से निर्गत शिरा-धमनी से ही धातुओं की पुष्टि होती है और इसके फलस्वरूप ही स्वास्थ्य की प्राप्ति होती है; यथा—

शिराधमन्योर्नाभिस्थाः सर्वव्याप्य तनुं स्थिताः।
पुष्णन्ति चानिशं वायोः संयोगात् सर्वधातुभिः॥

शार्ङ्गधर पू. 5, 43

अर्थात् नाभि स्थित सभी शिराएँ व धमनियाँ समूचे शरीर में व्याप्त होकर वायु के संयोग से सर्वधातु पोषक रसों का वहन करती हुई शरीर को पुष्ट करती हैं।

नाभि एवं सौर ऊर्जा

चराचर जगत् को प्रकाश, ताप और प्राण-शक्ति ओषजन वायु प्रदान कर इसका संवर्धन, विकास तथा पोषण भौतिक सूर्य ही करता है। यदि सूर्य न हो तो शस्य-श्यामला यह पृथ्वी और जीव-जंतु इस प्रकृति में विद्यमान नहीं रहेंगे। सूर्य ही इस प्रकृति की सृष्टि, स्थिति और लय का कारण है। सूर्य की शक्ति चराचर प्राणी में क्रियाशील है। जब यह ऊर्जा कार्य करना बंद कर देती है, तब वह लय को प्राप्त हो जाता है। यही सूर्य की शक्ति मानव शरीर में भी जीवनपर्यंत कार्यरत रहती है और शरीर को पोषण, विकास एवं शक्ति से परिपूर्ण रखती है। सूर्य की इस शक्ति को 'सौर ऊर्जा' कहते हैं और मानव शरीर में जठराग्नि, वैश्वानर अग्नि या सूर्य-चक्र या सौर ऊर्जा केंद्र इत्यादि के नाम से लोक में प्रसिद्ध है। यौगिक ग्रंथों में नाभि के पीछे मेरुदंड के अंतर्गत मणिपूर चक्र माना जाता है। नाभि के पास ही सूर्य केंद्र या सूर्य-चक्र स्थित है। इसे ही प्राण-शक्ति का स्रोत प्रमुख प्राण-केंद्र कहा जाता है।

अतः यह बात स्पष्ट है कि व्यष्टि शरीर का पालन-पोषण, रख-रखाव में स्थित सौर ऊर्जा सूर्य-शक्ति ही है। जन्म से पूर्व जब माता के गर्भ में इस शरीर की संरचना-प्रक्रिया प्रारंभ होती है। तब यह नाभि-केंद्र सर्वप्रथम अस्तित्व में आता है। यह नाभि ही माता के शरीर से पोषक तत्त्व सूक्ष्म रूप से ग्रहण कर इस शरीर के विभिन्न अवयवों एवं अंगों का विकास व संरचना करती है। हमारे हृदय, मस्तिष्क इत्यादि की संरचना व क्रियाकलाप के पहले से ही नाभि-केंद्र क्रियाशील और शरीर रचना में महत्त्वपूर्ण प्रमुख भूमिका अदा करता है। अतः जीवन का स्रोत प्राण-केंद्र नाभि है, ऐसा मानने में कोई अतिशयोक्ति नहीं होगी। अब भौतिक सूर्य और नाभि स्थित आध्यात्मिक सूर्य के गुण-धर्म, कर्तव्य का तुलनात्मक विवेचन करते हैं—

योग व आयुर्वेद के ग्रंथों में सूर्य का हमारे शरीर में स्थान नाभिमंडल

ही माना गया है। यथा—'**नाभिमूले वसेत् सूर्यः**'॥

घे. सं., 3-28 ॥

अर्थात् नाभि की जड़ में सूर्य का वास है। और भी—

नाभिदेशे वसत्येको भास्करो दहनात्मनः।
अमृतात्मा स्थितो नित्यं तालुमूले च चन्द्रमा॥

गो. सं., 2-32 ॥

अर्थात् अग्निमय एक सूर्य नाभि में निवास करता है और अमृतात्मक चंद्रमा तालु की जड़ यानी कंठ में नित्य स्थित है।

'घेरंडसंहिता' में अग्नि का स्थान नाभि को बताया गया है; यथा—

नाभिमूलाद्वह्निमुत्थाप्य ध्यायेत्तेजोवनीयुक्तम्॥

घे. सं., 5-40 ॥

नाभि की जड़ में अग्नि तत्त्व का स्थान है। अतः वहाँ अग्नि तत्त्व का ध्यान करके प्रदीप्त करें। तात्पर्यार्थ नाभि में वैश्वानर अग्नि है।

'शिवसंहिता' में वस्ति-प्रदेश नाभि में सूर्य रूपी वैश्वानर अग्नि प्राणियों के शरीर में स्थित है, ऐसा कहा गया है; यथा—

सूर्यमण्डलस्थः कला द्वादशसंयुतः।
वस्तिदेशे ज्वलद्वह्निर्वर्तते चान्नपाचकः॥
वैश्वानराग्निरेषो वै मम तेजोऽशसंभवः।
करोति विविधं पाकं प्राणिनां देहमवस्थितः॥

शि. सं., 2-33, 34

अर्थात् द्वादश कला संयुक्त सूर्यमंडल के मध्य में प्रज्वलित अग्नि है, जो वस्ति-प्रदेश में अन्न का पाचन करती है। वह वैश्वानर अग्नि हमारे (शिवजी) तेज से उत्पन्न है और प्राणी के शरीर में स्थित वैश्वानर अग्नि ही सूर्य की शक्ति है और यही अन्न को पचाती है।

यह वैश्वानर अग्नि रूप में रही तो आयु, पुष्टि, शक्ति और आरोग्य को देनेवाली है, अन्यथा विषम होने पर रोग उत्पन्न करती है; यथा—

आयुः प्रदायको वह्निर्बलं पुष्टिर्ददाति सः।
शरीरं पाटवं चापि ध्वस्तरोगसमुद्भवः॥

शि. सं., 2-35॥

यह वैश्वानर अग्नि आयु, बल, पुष्टि तथा शरीर में कांति को देनेवाली और सभी प्रकार के रोगों का नाश करनेवाली है।

ऐसी वैश्वानर अग्नि को प्रदीप्त करने की कला योग्य गुरु के सान्निध्य में रहकर शिष्य रूप में सीखें, यथा—

तस्माद्वैश्वानराग्निं च प्रज्वाल्य विधिवत्सुधीः।
तस्मिनन्नं हुनेद् योगी प्रत्यहं गुरुशिक्षया॥

शि. सं., 3-36॥

इस वैश्वानर अग्नि को योग्य गुरु की शिक्षानुसार प्रज्वलित करके नित्य उसमें अन्न का होम करें, अर्थात् भोजन करें।

अतः योग शास्त्र में सौर ऊर्जा का केंद्र नाभि है। वैश्वानर अग्नि सौर शक्ति का पर्यायवाची है। नाभि स्थित यह अग्नि संतुलित व सम अवस्था में होने से शारीरिक व मानसिक शक्ति, पुष्टि, आरोग्य इत्यादि को देनेवाली है। जब नाभि स्थित सौर ऊर्जा विकृत व विषम हो जाती है, तब विविध प्रकार के शारीरिक व मानसिक रोगों का प्रेरणास्रोत यह भौतिक सूर्य ही है। जैसे भौतिक सूर्य की उपस्थिति में प्राणवायु ऑक्सीजन का निर्माण-चक्र चलता है, वैसे ही नाभि स्थित सौर ऊर्जा के कारण आंतरिक शरीर में प्राण-शक्ति का सर्जन व संवहन होता है।

आयुर्वेद में कहा गया है कि जठराग्नि को संतुलित अवस्था में रखने से स्वास्थ्य ठीक रहता है। नाभि स्थित अग्नि ही सम्यक् पाचन करके आंतरिक शरीर की क्रियाओं को सुव्यवस्थित रखती है; यथा—

समः सामने स्थानस्थे विषमोऽग्निर्विमार्गगे।
पित्ताभिमूर्च्छिते तीक्ष्णो मन्दोऽस्मिंकफपीडिते॥

समोऽग्निर्विषमस्तीक्ष्णो मन्दश्चैवं चतुर्विधं।
य पचेत्सम्यगेवान्नं भुक्तं सम्यक् समस्त्वसौ॥

अष्टांग, 3-74

समान वायु के स्व-स्थान में रहने से अग्नि भी समान रहती है और समान वायु के विमार्गगामी होने से अग्नि भी विषम होती है। समान वायु के पित्त के साथ मिलने से अग्नि तीक्ष्ण हो जाती है तथा समान वायु के कफ से पीड़ित होने पर अग्नि मंद होती है। जो अग्नि खाए हुए अन्न को भली प्रकार पचाती है, वह सम अग्नि है। 'चरक संहिता' में इस प्रकार से कहा गया है—

चत्वारोऽग्नि विकाराः स्युर्विषमो वातसंभवः॥

च.शां., 1-7-25

नाभि स्थित अग्नि में चार प्रकार के विकार होते हैं—वात से विषमाग्नि, पित्त से तीक्ष्णाग्नि, कफ से मंदाग्नि और वात-पित्त से भस्माग्नि (भस्म) होती है।

जठराग्नि के संदर्भ में 'सुश्रुत संहिता' में कहा गया है—

जाठरो भगवानग्नीश्वरोऽन्नस्य पाचकः।
सौक्ष्म्याद्रसानाददानो विवेक्तुं नैव शक्यते॥

सु.सु., 135-27

भगवान् ईश्वर रूप जठराग्नि ही अन्न का पाचक है। मधुरादि रसों को परिपाक के लिए ग्रहण करती हुई यह अग्नि सूक्ष्म होने के कारण जानी नहीं जा सकती।

आयुर्वेद के कतिपय श्लोकों से स्पष्ट होता है कि जठराग्नि, वैश्वानर अग्नि, पाचक अग्नि—ये सब ही हैं और उदरस्थ नाभि ही इस अग्नि का केंद्रबिंदु है। इस अग्नि के शांत होने से शरीर मृत हो जाता है। इस अग्नि के कुपित हो जाने से साध्य-असाध्य व कष्ट-साध्य रोग हो जाते हैं। इसके सम अवस्था में रहने से शारीरिक व मानसिक स्वास्थ्य ठीक

रहता है। इस अग्नि के रहते ही प्राणियों का जीवन और समाग्नि होने से स्वास्थ्य, शक्ति, पुष्टि इत्यादि सन्निहित हैं। इस उदरस्थ अग्नि की महिमा, ऐश्वर्य और उपयोगिता को प्राणियों के जीवन में देखते हुए ही भगवान् श्रीकृष्ण ने इस वैश्वानर अग्नि को 'श्रीमद्भगवद्गीता' में अपना ही स्वरूप में बताया है; यथा—

अहं वैश्वानरो भूत्वा प्राणिनां देहमाश्रितः।
प्राणापानसमायुक्तः पचाम्यन्नं चतुर्विधम्॥

गीता, 15-14

प्राणियों के शरीर में वैश्वानर अग्नि के रूप में मैं स्थित हूँ। प्राण तथा अपान समुचित रूप से मिलकर चारों प्रकार के अर्थात् भक्ष्य, पेय, चोष्य, लौह्य—इन अन्नों को मैं ही पचाता हूँ।

तात्पर्य यह है कि नाभिमंडल स्थित वैश्वानर अग्नि शरीर की स्थिति, विकास, संरक्षण, लय तथा अस्तित्व के लिए अत्यंत आवश्यक है। इस अग्नि की महत्ता ईश्वर के समान है। इसीलिए 'गीता' में भगवान् श्रीकृष्ण ने अपना अभिन्न स्वरूप बताकर इस वैश्वानर अग्नि की महानता व प्रभुता को प्रकट किया। इस शरीर रूपी यंत्र को संचालित करने का जैविक ऊर्जा का संचार केंद्र यह नाभि स्थित अग्नि ही है। इसके शांत होने से शरीर रूपी यंत्र जड़वत् हो जाता है, मर जाता है। इस शरीर की गति इस अग्नि पर ही अवलंबित है।

अतः नाभि-केंद्र सौर ऊर्जा, वैश्वानर अग्नि, जठराग्नि, प्राणाग्नि, पाचकाग्नि का मूल केंद्र है। ये आपस में पर्यायवाची हैं। ये एक ही शक्ति का संकेत करते हैं। जैसे इस भौतिक जगत् में सूर्य की महिमा, उपयोगिता व आवश्यकता है, वैसे ही प्राणियों के जीवन हेतु और शरीर के बाह्य व आंतरिक व्यापार हेतु इस नाभि स्थित सूर्य शक्ति, सौर ऊर्जा या प्राण-शक्ति की जरूरत है। नाभि जैविक विद्युत् शक्ति अर्थात् प्राण-शक्ति का केंद्र है। नाभि जैविक विद्युत् शक्ति अर्थात् प्राण-शक्ति का प्रधान विद्युत् गृह या प्राण ऊर्जा का भंडारण केंद्र है। इस प्रकार, यहाँ पर

भौतिक सूर्य और आध्यात्मिक सूर्य अर्थात् नाभि-केंद्र की कार्यविधि में समानताओं का वर्णन करते हैं—

भौतिक सूर्य	आध्यात्मिक सूर्य
1. चराचर जगत् की सृष्टि, स्थिति, लय का कारण है और सौर ऊर्जा ही प्रकृति के कार्य को गतिमान रखती है।	1. व्यष्टि शरीर की सृष्टि, स्थिति, लय का कारण आध्यात्मिक दृष्टि से स्थित व्यष्टि सूर्य, नाभि-केंद्र है और शरीरस्थ तथा सौर ऊर्जा ही शरीर के आंतरिक क्रियाकलापों को गतिमान रखती है।
2. यह विश्व को प्रकाश, ताप और प्राण-शक्ति ओषजन वायु प्रदान करता रहता है।	2. यह भी शरीर को प्राण-शक्ति, ताप और प्रकाश रूप चेतनता, संवेदनशीलता प्रदान करता रहता है।
3. सूर्य और जगत् के मध्य में स्थित रहकर अपने चारों ओर के ग्रह-उपग्रहों को गतिमान और टिकाए रखता है।	3. यह भी शरीर के मध्य में अर्थात् नाभि में स्थित रहकर शरीर के विभिन्न अवयवों, ग्रंथियों इत्यादि को गतिमान रखते हुए जीवंत रखता है।
4. सूर्य अपनी सप्त रश्मियों के माध्यम से प्रकाश, शक्ति, ताप सौरमंडल में वितरित करता है। शरीर सूर्य की किरण सब स्थान में फ़ैलकर अपनी ऊर्जा को व्याप्त करती है।	4. यह प्राण-शक्ति के माध्यम से सचेतना, प्राणिक ऊर्जा, ताप संपूर्ण शरीर में वितरित करता है। प्राण-शक्ति रूपी किरणें संपूर्ण में प्रवाहित होकर शरीर को शक्ति से भरपूर रखती हैं।
5. सूर्य-दर्शन शक्ति का स्रोत है।	5. आध्यात्मिक प्राण-शक्ति ही इंद्रिय ज्ञान का हेतु है।

6. प्रकृति सूर्य-प्रकाश की उपस्थिति में प्राणवायु ऑक्सीजन का उत्पादन करती है।	6. व्यष्टि सौर केंद्र के कारण नाभि में श्वास-प्रश्वास से प्राण-शक्ति, जैविक विद्युत् या ऊर्जा उत्पादित होती है।
7. सूर्य-शक्ति का उपयोग वैज्ञानिक भोजन पकाने, गरम जल, प्रकाश, ईंधन इत्यादि के रूप में करने लगे हैं।	7. व्यष्टि प्राण-शक्ति का आध्यात्मिक वैज्ञानिक योगीगण अनेक चमत्कारिक क्रियाओं के रूप में करते हैं। प्राणिक चिकित्सा भूमिगत, जलगत, समाधि, जैविक विद्युत् शक्ति से बल्ब जलाने इत्यादि की अलौकिक करामात करते हैं।
8. सूर्य की अनुपस्थिति अर्थात् रात्रिकाल में प्रकृति तमोगुण से आच्छादित हो जाती है और सभी प्राणी कार्बन डाइऑक्साइड गैस छोड़ते हैं, जो प्राण-हरण भी कर सकती है और मृत्युकारक है।	8. व्यष्टि सौर ऊर्जा की कमी से शरीर के अवयव, नस-नाड़ियों के कष्ट, दर्द, रोग इत्यादि हो जाते हैं। सर्वथा अभाव होने से शरीर मृत हो जाता है।
9. मेघाच्छादित सूर्य होने से प्राणियों की शारीरिक व मानसिक क्रियाओं में शिथिलता एवं निष्क्रियता आती है और आलस्य, प्रमाद, जड़ता के वशीभूत हो जाते हैं।	9. प्राणिक ऊर्जा के प्रवाह में विकार विजातीय तत्त्वों के व्यवधान, आवरण से शरीर के अंगों एवं अवयवों में जड़ता, निष्क्रियता, रुग्णता, शिथिलता, अपंगता इत्यादि होने लगती है।
10. सूर्य अपनी किरण के माध्यम से अपनी ऊर्जा को चारों ओर प्रेषित करता है।	10. प्राण-केंद्र नाभि, प्राणवाहिनी नाड़ी के माध्यम से अपनी प्राण-शक्ति रूपी ऊर्जा को संपूर्ण शरीर में प्रेषित करता है।

11. सूर्य अपने प्रकाश से पृथ्वी, चंद्रमा इत्यादि ग्रह-उपग्रह को प्रकाशित करता है।	11. आध्यात्मिक सूर्य अपनी शक्ति को विभिन्न चक्र, प्राण-केंद्र, उपकेंद्र तथा जलिकाओं में प्रेषित करता है।
12. सूर्य के प्रकाश से ग्रह-उपग्रहों में विशेष प्रकाश व शक्ति उत्पन्न होती है।	12. व्यक्ति सूर्य नाभि से प्रभावित ऊर्जा से विभिन्न केंद्रों, उपकेंद्रों तथा जलिकाओं से विशेष संवेदन शक्ति, चेतना, क्रियाशक्ति उत्पन्न होती है।

तात्पर्य यह है कि जिस प्रकार इस पंच भौतिक शरीर के लिए भौतिक सूर्य कितना महत्त्व रखता है, उसी प्रकार इस शरीर के अंतर्गत नाभि स्थित सूर्य केंद्र जहाँ से प्राणिक ऊर्जा का संचार विद्युत् की भाँति पूरे शरीर में होता रहता है, उसका भी अत्यधिक महत्त्व है। दूसरे शब्दों में, चराचर जगत् की आत्मा सूर्य है, उसी तरह से स्थूल शरीर में प्राणिक शरीर अथवा प्राणमय कोष आत्मा रूप है—अर्थात् आत्मा के बिना शरीर मृत (व्यर्थ) हो जाता है; वैसे ही सूर्य के बिना यह संसार, प्राण के बिना यह स्थूल शरीर व्यर्थ होता है।

अत: नाभि में ही सौर ऊर्जा निहित है। इसे ही वैश्वानर अग्नि, जठराग्नि भी कहते हैं। नाभि स्थित सौर ऊर्जा को प्राण-शक्ति या प्राणिक ऊर्जा कहा जाता है। जिस प्रकार कारखाने के यंत्र बिजली के पावर से चलते हैं, वैसे ही शरीर के आंतरिक व बाह्य अवयव, ग्रंथि और अंग इस प्राणिक ऊर्जा से संचालित होते हैं। ऊर्जा के अभाव में कारखाने का यंत्र या शरीर के अवयव निष्क्रिय, जड़ व बेकार हो जाते हैं। सूर्य की भाँति इस शरीर के लिए नाभि उपयोगी व महत्त्वपूर्ण है। वैसे नाभि केंद्र को ऊर्जा के वितरण का बहुत ही महत्त्वपूर्ण एवं प्रमुख केंद्र माना गया है।

नाभि केंद्र में जब स्वस्थ ऊर्जा-निर्माण तथा वितरण-व्यवस्था होती है, तब व्यक्ति शरीर व मन में हलका, प्रसन्न, उत्साह, स्फूर्ति, थकान-

रहित इत्यादि अनुभव करता है और नाभि के मध्य में धड़कन स्पष्ट अनुभव होती है। स्वस्थ अवस्था में नाभि के अगल-बगल कहीं भी दर्द या धड़कन दोनों नहीं होती। यही स्वस्थ नाभि व प्राणिक ऊर्जा का परीक्षण है।

इस प्रकार, भौतिक सूर्य और आध्यात्मिक सूर्य नाभि केंद्र के क्रियाकलाप, गुणधर्म में पर्याप्त समानता है। सिर्फ इतना ही अंतर है कि आध्यात्मिक सूर्य-नाभि की गतिविधि व कार्य शैली सूक्ष्म है, जबकि भौतिक सूर्य की कार्यविधि स्थूल रूप से है। यह भी सुनिश्चित रूप से कहा जा सकता है कि नाभि स्थित प्राणकेंद्र या सौर ऊर्जा केंद्र ही सूर्य शक्ति का इस शरीर में प्रतिनिधि रूप है। सूर्य की भाँति इस नाभि केंद्र की भी विशेष महत्ता है। बाह्य सूर्य और आंतरिक सूर्य का पारस्परिक विशेष संबंध है। ये दोनों मिलकर ही इस भौतिक शरीर को स्वस्थ, सुंदर, शक्तिशाली व कर्मठ बनाते हैं। अतः नाभि केंद्र शरीर की आंतरिक क्रियाओं के संपादन की भाँति उपयोगी व महत्त्वपूर्ण है।

नाभि एवं रोग का संबंध

नाभि के केंद्र का शारीरिक व मानसिक स्वास्थ्य पर विशेष प्रभाव पड़ता है, इस बात की पुष्टि पिछले अध्यायों की विषय-वस्तु से हो जाती है। इस अध्याय में नाभि केंद्र का क्या रोगों से भी संबंध है? अगर संबंध है तो किस प्रकार का? कौन-कौन से रोगों की संभावना इस केंद्र से है? इत्यादि प्रश्न उठाते हैं। इस पर यहाँ विचार करेंगे।

नाभि से उत्पन्न रोग के संदर्भ में दो प्रकार से यहाँ पर विचार रखेंगे।

1. आयुर्वेदिक दृष्टिकोण—नाभि से होनेवाले रोगों के संदर्भ में आयुर्वेद के आचार्यों के दृष्टिकोण को प्रस्तुत करेंगे, जिसमें नाभि के कारण संभावित रोग और रोग के कारण नाभि इत्यादि में पड़नेवाले

प्रभावों का आयुर्वेद के ग्रंथों में विवरण उपलब्ध है, उसका वर्णन होगा।

2. प्राणाग्नि विचलन—नाभि स्थित प्राणाग्नि के विचलन से होनेवाले सामान्य व विशेष होनेवाले रोगों पर विचार किया जाएगा। यही इस अध्याय का प्रमुख विषय है।

(1) आयुर्वेदिक दृष्टिकोण—आयुर्वेद के प्रमुख ग्रंथ चरक, सुश्रुत, अष्टांग हृदय, भावप्रकाश में नाभि के संदर्भ में जो सामग्री उपलब्ध हो पाई है और रोग के दृष्टिकोण से उपयोगी है, उन श्लोकों का संक्षिप्त विवरण यहाँ पर दिया जाता है।

'चरक-संहिता' में नाभि से उत्पन्न उफारा (आध्मान) पीड़ाप्रद व दारुण दु:ख को देनेवाला है; यथा—

भृशमाध्मापयेन्नभिं पृष्ठपार्श्वशिरोरुजाम्।
श्वासविण्मूत्रवातानां सङ्गं कुर्याच्च दारुणम्॥

च. सि., 6-60

अर्थात् नाभि में उत्पन्न आध्मान (अफारा) पृष्ठ, पार्श्व (बाजू) एवं सिर में पीड़ा को और श्वास, मल, मूत्र, वात—इनके दु:खदायक दारुण संग को कराता है।

तात्पर्य यह है कि नाभि में होनेवाले अफारा से सिर दर्द, पीठ दर्द, कमर दर्द, बाजू में दर्द होता है और श्वास व दमा की शिकायत, मल-मूत्र की गड़बड़ी तथा वात रोग होने की प्रबल संभावना होती है।

नाभि मर्मस्थल है और यहाँ पर वायु शूल के साथ कुपित हो तो प्राण-हरण भी हो सकता है; यथा—

नाभिं वस्तिं शिरोमूत्रं पुरीषश्चापि मारुतः।
विबध्य जनयच्छूलं सद्यो मुष्णाति जीवितम्॥

च. इ. 10, 12॥

अर्थात् नाभि, वस्ति, सिर, मूत्र और पुरीष (मल)—इनको बाँधकर शूल को पैदा करता हुआ वायु सद्यः (शीघ्र) जीवित को नष्ट करता है।

नाभि से उत्पन्न वायु—गैस, हृदय रोग, श्वास, दमा, यकृत संबंधी रोग पीड़ा के साथ होता है और इससे हृदयावरोध, यकृत की विकृति से अचानक मृत्यु को प्राप्त हो जाते हैं।

नाभि में अंतर्विद्रधि होती है; यथा—

नाभिवस्तियकृत्प्लीहाक्लोमहृत्कुक्षिवंक्षणे॥

अ.हृ.नि., 11-15

अंतर्विद्रधि नाभि, वस्ति, यकृत, प्लीहा, क्लोम, हृदय, कुक्षि, वंक्षण, वृक्क और गुदा में होती है। अंतर्विद्रधि अर्थात् विशेष आंतरिक घाव है।

गुल्म नाभि प्रदेश में भी होता है; यथा—

गुल्म इत्युच्यते वस्तिनाभिहृत्पार्श्वसंश्रयः॥

अ.हृ.नि., 11-41

यह गुल्म वस्ति, नाभि, हृदय और दोनों पार्श्वों में होता है।

नाभि के ऊपर, नीचे तथा नाभि के अंतः घाव होने पर क्या परिणाम हो सकता है, इस पर यह श्लोक है—

नाभे रूर्ध्वं मुखात्पक्वाः प्रस्त्रवंत्यधरे गुदात्।
गुदास्यान्नाभिजो विद्याद्दोषं क्लेदाच्च विद्रधौ॥

अ. हृ. नि. 11, 17॥

नाभि के ऊपर के भाग की विद्रधि पकने व फटने पर मुख से बहता है और नाभि से नीचे की विद्रधि गुदा से तथा नाभि की विद्रधि गुदा व मुख दोनों भागों से बहती है। विद्रधि में व्रण (फोड़ा) की भाँति क्लेद (स्राव) के अपने-अपने लक्षणों से वातादि दोष को जानना चाहिए।

नाभिजन्य विद्रधि में हिक्का (हिचकी) होती है; यथा—

नाभ्यां हिध्मांभयेत्॥

अ.हृ.नि., 11-13

नाभि में उत्पन्न अर्श के विषय में 'अष्टांग हृदय' का निम्न श्लोक है; यथा—

मेढ्रादिष्वपि वक्ष्यंते यथास्वं नाभिजानि तु।
गण्डूपदास्य रूपाणि पिच्छिलानि मृदूनि च॥

अ.हृ.नि., 7-56

मेहन आदि अर्शों का वर्णन यथास्थान किया जाएगा। नाभि से उत्पन्न अर्श केंचुए के मुख के समान एवं चिकने व कोमल होते हैं। नाभि के कारण होनेवाले अर्श का लक्षण बताया गया। मूत्र वेग रोकने से अनेक रोग हो जाते हैं; यथा—

नाभेरधस्तादुदरं मूत्रमापूरयेत्तदा।
कुर्यात्तीव्ररूगमाध्मानमपक्तिं मलसंग्रहम्॥

अ.हृ.नि., 9-28॥

मूत्र वेग को रोकने से रुका हुआ मूत्र वायु द्वारा ऊपर की ओर ले जाकर जब नाभि के नीचे के कोष्ठ में भर जाता है, तब तीव्र वेदना, आध्मान (अफारा), अपचन और मलावरोध होता है। इसको मूत्र-जठर कहते हैं।

वमन के संदर्भ में कहते हैं; यथा—

नाभिपृष्ठं रूजन् वायुः पार्श्वे चाहारमुत्क्षिपेत्॥

अ.हृ.नि., 5-31॥

वायु नाभि, पीठ और पार्श्वों में पीड़ा करते हुए आहार को नाभि से ऊपर की ओर प्रेरित करता है, तब वमन की संवेदना होती है।

उदर रोगों के बताए हुए सामान्य लक्षण का नाभि प्रदेश में होनेवाले कष्ट के संदर्भ में यह श्लोक है; यथा—

गवाक्षितं सिराजालैः सदा गुडगुडायते।
नाभ्यान्त्रं च विष्टभ्य वेगं कृत्वा प्रणश्यति॥
मारुतो हृत्कटिनाभिपायुवंक्षणवेदनाः।
सशब्दो निश्चरेद्वायुर्विडवद्धो मूत्रमल्पकम्॥

अ.हृ.नि., 12, 10-11

शिरा समूह के जालों से आक्रांत, सब समय गुड-गुड शब्दवाला तथा वायु नाभि, आंत्र में रुक-रुककर हृदय, कटि, नाभि, पायु और वंक्षण (छाती) में वेदना कर अपना जोर दिखाकर शांत हो जाता है। वायु शब्द के साथ बाहर आता है, मलावरोध होता है। मूत्र थोड़ा होता है।

नाभ्यादिगत वायु के अरिष्ट के संदर्भ में निम्न कथन है; यथा—

नाभिगुदान्तरे गत्वा वंक्षणो वा समाश्रयन्।
गृहीत्वा पायुहृदये क्षीणदेहस्य वा बली॥
मलान् वस्तिशिरोनाभिं विबद्धय जनयन् रुजम्।
कुर्वन् वंक्षणयोः शूलं तृष्णां भिन्नपुरीषताम्॥

अ.हृ.वि., 5, 105-06

वायु नाभि और गुदा के बीच में जाकर या वंक्षणों में आश्रय लेकर मारक होता है। बल-युक्त वायु गुदा और हृदय में अवरोध उत्पन्न कर क्षीण व्यक्ति को शीघ्र मारक प्रभाव डालता है। मल, बस्ति, शिर और नाभि को रोककर पीड़ा करता हुआ वायु शीघ्र मारक होता है। वंक्षणों में शूल, प्यास तथा अतिसार करती हुई वायु रोगी को शीघ्र मार देती है।

तात्पर्य यह है कि नाभि व नाभिमंडल में होनेवाले अधिकांश रोगों का नाभि से प्रत्यक्ष या अप्रत्यक्ष संबंध है। खून की उलटी के अनेक रोगियों को नाभि-चिकित्सा के माध्यम से स्वस्थ किया गया है; जबकि अन्यान्य चिकित्सा से बिलकुल ठीक नहीं हुआ। यह नाभि विद्रधि का ही रूप था। गुल्म, वायु, गोला, वमन इत्यादि का नाभि स्थित जठराग्नि से प्रत्यक्ष संबंध है। अग्नि के कुपित होने से ही दोष कुपित होकर उपर्युक्त रोग होते हैं।

जैसे पूर्व अध्याय में बताया गया है कि समाग्नि से स्वास्थ्य-प्राप्ति और कुपिताग्नि से रुग्णता की प्राप्ति होती है। वैश्वानर अग्नि (जठराग्नि) के कुपित होने से या विषम होने से दोष, धातु, मल इत्यादि की विषमता होती है। इस विषय में नाभि केंद्र से होनेवाले रोगों को दो भागों में बाँटकर युक्तियुक्त चर्चा करेंगे।

वैसे अग्नि और प्राण केंद्र अन्योन्याश्रित हैं, एक-दूसरे से अभिन्न हैं। इसीलिए इसे प्राणाग्नि संयुक्त रूप से कहा जाता है। परंतु सूक्ष्म विचार करने के दृष्टिकोण तथा कार्यविधि की दृष्टि से इन्हें दो भागों में बाँटकर रोगों के मूल को समझने में आसानी होगी और मदद भी मिलेगी। एक होते हुए भी क्रियाभेद से दो भाग करके विचार किया गया है।

(क) कुपिताग्नि से होनेवाले रोग और (ख) प्राण केंद्र के विचलन से होनेवाले रोग।

(क) कुपिताग्नि—नाभि स्थित अग्नि, जठराग्नि के विषम हो जाने से वात, पित्त, कफ—ये त्रिदोष असंतुलित और कुपित हो जाते हैं। दोषों के विषम होने से रस, रक्त इत्यादि धातुएँ भी असंतुलित तथा कुपित होती हैं। इस तरह से मल इत्यादि क्रिया भी विषम व असामान्य हो जाती है। परिणामस्वरूप अनेक विकार, फिर साध्य-असाध्य रोगों की उत्पत्ति होती है।

अग्नि तीन प्रकार से कुपित होती है—वात से विषमाग्नि, पित्त से तीक्ष्णाग्नि और कफ से मंदाग्नि होती है; यथा—

विषमो वातेन तीक्ष्णः मन्दः श्लेष्मणा चतुर्थः समः सर्वसाम्यादिति। तत्र यो यथाकालमुपभुक्तमन्नं सम्यक् पचति स समः समैर्दोषः। यः कदाचित् सम्यक् पचति कदाचित्दाध्मान
शूलोदावर्तातिसारजठरगौरवान्त्रकूजनाप्रवाहणानि कृत्वा स विषमः। यः प्रभूतमप्युपभुक्तमन्नमाशु पचति स तीक्ष्णः च एवाभिवर्द्ध-मानोऽत्याग्नि रित्याभाष्यते।
स मुहुर्मुहः प्रभूतमप्युप्रभुक्तमन्नामाशुतरं पचति पाकान्ते च गलताल्वोष्ठशोषदाहसन्तापान् जनयति।
यस्तवल्यमप्युपभुक्तमुदरशिरो गौरवकासश्वासप्रसेकच्छर्दिगात्रसदनानि कृत्वा महता कालेन पचति स मन्दः।

सु.सू., 35-24

वात (वायु) से विषमाग्नि, पित्त से तीक्ष्णाग्नि, कफ से मंदाग्नि तथा तीनों के समान होने से वही अग्नि समाग्नि हो जाती है। जो ठीक समय पर भोजनान्न को भलीभाँति पचाती है, वह समाग्नि है। जो अग्नि विषम रूप से पचाती है; कभी-कभी ठीक पचाती है, कभी अफारा, दर्द, मरोड़, पतला दस्त, पेट में भारीपन, दस्त होना, तब वह विषमाग्नि है। जो अत्यधिक मात्रा में भोजन के रूप में किए अन्न को शीघ्र पचाती है, वह तीक्ष्णाग्नि है। तीक्ष्णाग्नि बढ़कर अत्याग्नि हो जाती है और पक्व अन्न के बाद गला, तालु, ओष्ठ में शोथ, जलन व संताप उत्पन्न करती है। जो अग्नि अल्प मात्रा में किए भोजन को नहीं पचाती और पेट व सिर में अन्य विकार जैसे—भारीपन, खाँसी, श्वास, रक्तस्राव, उलटी, कमजोरी करके बहुत समय में भोजन को पचाती है, वह मंदाग्नि है।

त्रिदोष अग्नि से ही विभिन्न रोग उत्पन्न होते हैं; यथा—

विषमो वातजान् रोगांस्तीक्ष्णः पित्तनिमित्तजान्।
करोत्यग्निस्तथा मन्दो विकारान् कफसंभवन्॥

सु.सू., 35-25

विषमाग्नि वातज रोगों को, तीक्ष्णाग्नि पित्तज रोगों को तथा मंदाग्नि कफज रोगों को उत्पन्न करती है।

तात्पर्य यह है कि नाभि स्थित वातवहा, पित्तवहा, श्लेष्मवहा व रक्तवहा शिराओं एवं धमनियों में वात, पित्त, कफ का प्रकोप हो जाता है तो उन-उन दोषों के अनुरूप विविध प्रकार के रोग उत्पन्न हो जाते हैं। अग्नि व दोष को कुपित करने में प्राण, अपान और समान वायु का विशेष योगदान होता है। इन वायु के सम होने पर अग्नि व दोष भी साम्यावस्था में होते हैं।

मंदाग्नि से अधिकांश उदर रोग होते हैं; यथा—

रोगाः सर्वेऽपि मन्दग्नौ सुतरामुदराणि तु।
अजीर्णान्मलिनैश्चान्नैर्जायन्ते मलसंचयात्॥

अ.हृ.नि., 12-1

सब (ज्वर, अतिसार आदि) रोग अग्नि के मंद होने से उत्पन्न होते हैं। इनमें उदर रोग तो विशेषकर अग्निमांद्य से ही होते हैं। इनके सिवाय अजीर्ण (आम, विष्टवध, विदग्ध, रस, शोष) मलिन अन्नों (पूर्ति, पर्युषित, संकीर्ण आदि) से तथा चिरकालीन एकत्रित दोषों के संचय से या पुरीष, मूत्र आदि के अधिक संचय से उदर रोग उत्पन्न होते हैं।

नाभि स्थित अग्नि के कुपित दोष-वात, पित्त, कफ से संसर्ग होने से सभी प्रकार के रोग शरीर में उत्पन्न होते हैं। कुपिताग्नि का सर्वप्रथम और शीघ्रकारी प्रभाव उदरस्थ क्रियाओं पर ही पड़ता है, जिससे दोष के अनुरूप पेट में अनेक गड़बड़ियाँ हो जाती हैं। कब्ज, गैस, दर्द, अतिसार, आँव, पेचिश, मरोड़, गुड़गुड़ाहट, दस्त, उलटी इत्यादि में से एक या अनेक लक्षण दोषानुसार तुरंत होने लगते हैं। पश्चात् जीर्ण होने पर विभिन्न प्रकार के भयंकर रोगों को उत्पन्न होने में ये अग्नि व दोष कारण बन जाते हैं। वातोदर, पित्तोदर, श्लेष्मोदर, प्लीहोदर, यकृतोदर, गुल्म, पांडु रोग इत्यादि रोग हो जाते हैं।

अतः नाभि स्थित जठराग्नि के प्रकुपित होने से वात, पित्त, कफ—इन तीनों दोषों की विकृति हो जाती है।

इसीलिए कहा गया है—

नास्ति रोगा बिना दोषैर्यस्मात्तस्माद्विचक्षणः॥

सु.सू., 135-11

बिना दोष के ऐसे-वैसे कोई भी रोग उत्पन्न होते हैं। आयुर्वेद में भी कहा गया है कि—

कुपितानां हि दोषाणां शरीरे परिधावताम्।
यत्र संगः खलु वैगुण्याद् व्याधिस्तत्रोपजायते॥

सुश्रुत।

अर्थात् कुपित हुए त्रिदोष—वात, पित्त, कफ, रक्त के साथ मिलकर संपूर्ण शरीर में परिभ्रमण करते हैं और रक्तवहा नाड़ियों (शिराओं) में

रुकावट आ जाने से जहाँ भी रुक जाते हैं, वहाँ व्याधि की उत्पत्ति हो जाती है।

दोष एव हि सर्वेषां रोगाणामेककारणम्॥

—वाग्भट्ट

वात, पित्त, कफ—ये दोष ही निश्चित रूप से सभी प्रकार के रोगों का एकमात्र कारण हैं।

(1) धातु मल की विष—विषमाग्नि का एक प्रमुख कारण है धातु, उपधातु और मल-मूत्र, पसीना इत्यादि की क्रिया का सम या बराबर नहीं होना। अष्टधातु का उत्तरोत्तर धातु में परिवर्तन होते रहना। समाग्नि होने से रस, रक्त, मांस, मेद, हड्डी, मज्जा, शुक्र या शोणित, ओज—इन धातुओं का क्रमशः उत्तरोत्तर धातु में परिवर्तन होता रहता है। धातुओं की सूक्ष्मीकरण प्रक्रिया के अवरुद्ध होने से कुपिताग्नि से रोगों की उत्पत्ति होती है; यथा—'रोगस्तु धातुवैषम्यम्', अर्थात् धातु की विषमता होने से बीमारियाँ होती हैं। अष्ट धातु का सम्यक् शोधन व परिवर्द्धन न होने से अनेक रोग हो जाते हैं; यथा—

रसासृंग्मांसमेदोस्थिमज्जाशुक्राणि धातवः॥

—अ.हृ.आ., 1-13

रस, रक्त, मांस, मेद, अस्थि, मज्जा और शुक्र—ये सात धातुएँ हैं और आठवीं धातु 'ओज' है। इन्हें ही 'दूष्य' कहते हैं।

शरीर को धारण करने में इन्हें 'धातु' कहते हैं। आठवीं धातु ओज के नष्ट होने से शरीर भी नष्ट हो जाता है। इसलिए आठवीं धातु के रूप में यहाँ श्लोक में गणना नहीं की गई है। सामान्यतः इन अष्ट धातुओं के कुपित व विषम होने से विभिन्न रोग व कष्ट हो जाते हैं। मुख्यतः इन धातुओं की कमी (क्षय) और अधिकता (वृद्धि) रूप विषमता होती है। दोष-जन्य विकृति ज्यादा खतरनाक होती है। केवल मात्र ओज की वृद्धि मनुष्य के लिए कल्याणकारी तथा स्वास्थ्य, बल व बुद्धि को बढ़ाने वाली

है। शेष सभी की वृद्धि या क्षय शरीर की आरोग्यता के लिए हेय है।

अतः धातुओं के क्षय, वृद्धि तथा दोष-जन्य कारणों से रस, रक्त आदि धातुओं से संभावित रोगों का एक सामान्य-सा खाका आगे दिया जाता है। कुपिताग्नि होने से धातुओं में किस-किस प्रकार के कष्ट संभावित हैं, इससे इसकी सामान्य जानकारी हो जाएगी।

1. **रसजन्य कुपिताग्नि से**—वमन, उल्टी, तृष्णा, शेष, जी मिचलाना, पतला दस्त, अपच इत्यादि रोग होते हैं।

2. **रक्त-जन्य कुपिताग्नि**—रक्तस्राव, आर्तव दोष, शिराओं की शिथिलता, सूजन, नकसीर, फोड़ा-फुंसी, रक्तपित्त, पित्तज रोग इत्यादि।

3. **मांस-जन्य कुपिताग्नि**—मोटापा, मंदाग्नि, अंगसाद, प्लीहा-वृद्धि, संधि-शून्यता, कफज रोग इत्यादि।

4. **मेद-जन्य कुपिताग्नि**—मेद रोग, लिंफ संबंधी दोष, जोड़ों में दर्द, श्वास, कास, वात रोग इत्यादि।

5. **अस्थि-जन्य कुपिताग्नि**—हड्डी बढ़ना, हड्डी का कमजोर रहना, हड्डी में दर्द होना, हड्डी का कड़ापन या जुड़ जाना इत्यादि।

6. **मज्जा-जन्य कुपिताग्नि**—स्नायु-जन्य रोग, नस-नाड़ियों में दर्द, सिरदर्द, नेत्र में दर्द, भारीपन इत्यादि।

7. **शुक्र व रज-जन्य कुपिताग्नि**—प्रमेह, प्रदर, संतति अभाव या दोष- युक्त संतति इत्यादि।

8. **ओज-जन्य कुपिताग्नि**—बुद्धिमांधता, स्मरण-शक्ति ह्रास, निर्बलता, जड़ता, आलस्य, प्रमाद इत्यादि।

(2) मल की विषमता—मल (पुरीष), मूत्र, पसीना इत्यादि मल के विषम हो जाने से विषमाग्नि होने लगती है। यदि मल-मूत्र के दोष व विषमता की प्रारंभिक अवस्था में ध्यान देकर ठीक नहीं किया गया तो यह साध्य-असाध्य रोगों को उत्पन्न करता है। स्वास्थ्य-प्रेमियों को मल-निष्कासन की प्रक्रिया पर विशेष ध्यान देना चाहिए और उदर

का शोधन प्रतिदिन नियमित रूप से करने का प्रयत्न करना चाहिए; क्योंकि सभी रोगों का कारण कुपित हुआ मल है; जैसे—

सर्वेषामेव रोगाणां निदानं कुपिता मलाः।
तत्प्रकोपस्य तु प्रोक्तं विविधा हितसेवनम्॥

—अ.ह.नि., 1, 13

सब रोगों का कारण कुपित मल है। इनके कुपित होने का कारण है—नाना प्रकार के अहितकर पदार्थों का सेवन करना।

□

एसिड-एल्कलाइन की वैदिक मान्यताएँ

न्यूरोथैरैपी का दूसरा महत्त्वपूर्ण आधार शरीर में एसिड तथा एल्कलाइन का असंतुलन हैं, जिसके कारण रोग उत्पन्न होते हैं। भगवान् शिव का अर्द्धनारीश्वर रूप हमारे शरीर की प्रकृति को दरशाता है, जिसके अनुसार हमारा आधा शरीर एसिड (गरम) व आधा एल्कलाइन (ठंडा) होता है। हमारे ऋषि-मुनियों ने भी योग-साधना में नासिका के दोनों छिद्रों से बहनेवाले प्राण को अलग-अलग, यानी गरम व ठंडा बताया है, जिसे वेदों में चंद्र नाड़ी (ठंडी) तथा सूर्य नाड़ी (गरम) कहा गया है। इसी आधार पर न्यूरोथैरैपी की भी यही मान्यता है कि बाईं तरफ के सभी अंग एसिड तथा दाईं तरफ के सभी अंग एल्कलाइन हैं, जिन्हें संतुलित करके न्यूरोथैरैपी घातक रोगों को कम समय में ठीक कर सकती है।

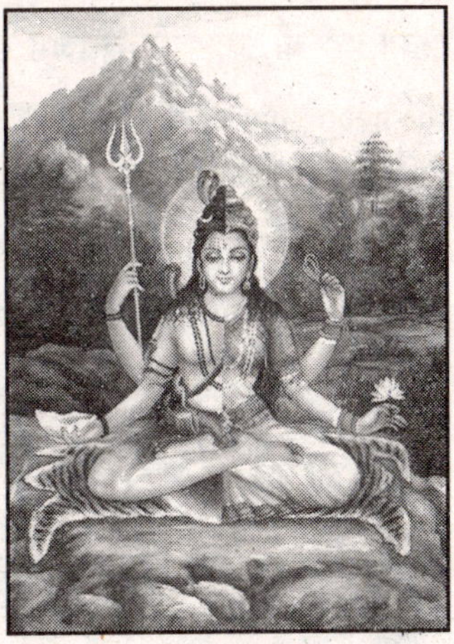

अर्धनारीश्वर

□

पाद स्पर्श चिकित्सा का वैदिक इतिहास

महाभारत काल में श्रीकृष्ण ने मथुरा नगरी में राजा कंस को नित्य तिलक लगानेवाली कुब्जा का उपचार पैर व हाथ से दबाकर किया था। कुब्जा, जो आगे झुकी हुई थी, को एंकिलॉजिंग स्पॉण्डिलाइटिस (bamboo spine) था। श्रीकृष्ण ने पाद स्पर्श चिकित्सा द्वारा उसे रोग-मुक्त कर दिया।

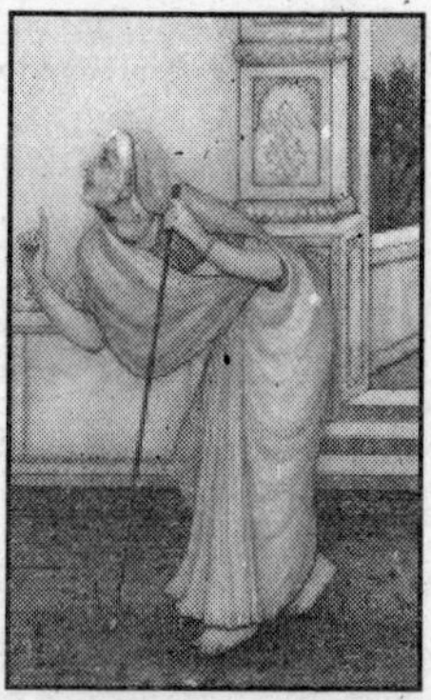

इसी प्रकार रामायण काल में महर्षि गौतम की पत्नी अहल्या गहरे अवसाद में आकर पत्थर (शिला) के समान हो गई थी। न रोती थी, न बोलती थी। गहरे अवसाद (depression) के यही लक्षण होते हैं। श्रीराम ने पाद स्पर्श चिकित्सा द्वारा ही उन्हें रोग-मुक्त किया था। पाद स्पर्श चिकित्सा के ऐसे अनेक उदाहरण हमारे प्राचीन शास्त्रों में मिलते हैं।

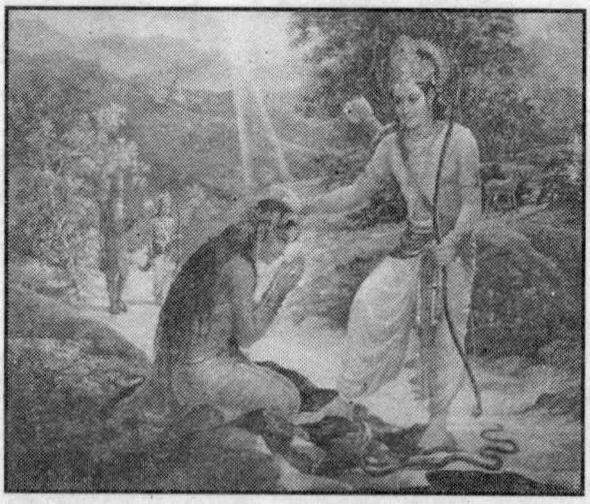

□

नाभि में अमृत एवं नाभि चिकित्सा की वैदिक काल से प्रचलन की घटनाएँ

नाभि को अमृत का केंद्र कहा गया है। अमृत, अर्थात् जिसे धारण करनेवाला चिरंजीवी हो जाए। रामायण काल में महर्षि वाल्मीकि ने लिखा है कि रावण की नाभि में अमृत था, जिसे समाप्त किए बिना भगवान् श्रीराम रावण को मार नहीं सके। लंका का केंद्र रावण तथा रावण का केंद्र उसकी नाभि थी। जब श्रीरामजी ने अपने बाण से उसकी नाभि पर वार किया, तभी वे रावण का अंत कर पाए। नाभि हमारे पाचन-संस्थान रूपी अमृत का केंद्र है, जिसके नष्ट होने पर व्यक्ति भी रोगग्रस्त होकर मृत्यु तुल्य जीवन व्यतीत करता है।

हमारे ॠषियों व महर्षियों ने समाधि की उच्च अवस्था में जिन योगमुद्राओं का निर्माण किया; जैसे—चक्रासन, धनुरासन, नौकासन, मयूरासन आदि का केंद्र भी नाभि ही था। भारत में रोग-निदान के लिए वैदिक काल से ही नाभि चिकित्सा की जाती थी, जिसे नाभि-मर्दन या धरन निकालना कहते थे। हमारे ॠषि-मुनि जब समाधि की उच्च अवस्था में होते थे, तब भी वे सूक्ष्म शरीर को नाभि से निकालकर ही ब्रह्मांड में विचरण करते थे। अत: नाभि प्राण का केंद्र भी है।

□

न्यूरोथैरैपी के कुछ दबाव बिंदु देने का तरीका और उनके लाभ

1. PAN (अग्न्याशय)

विधि—मरीज की जाँघ और कमर के जोड़ के पास ऐसे खड़े हों कि तलवे के बीचवाला नरम भाग उनकी जाँघों के बीचोबीच हो। एक साथ 6 सेकंड के लिए दबाते हैं और छोड़ते हैं।

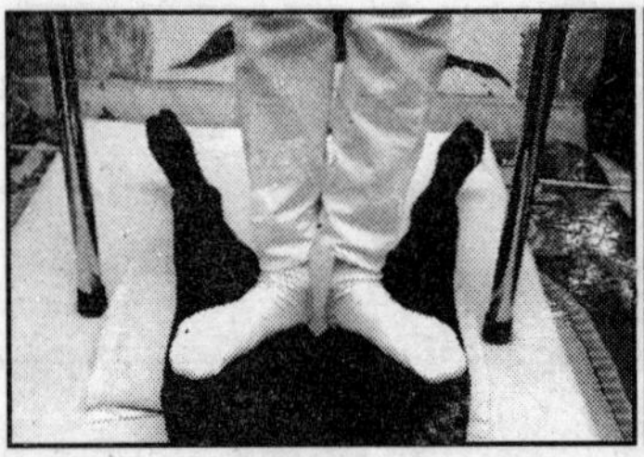

उकसाने का प्रकार

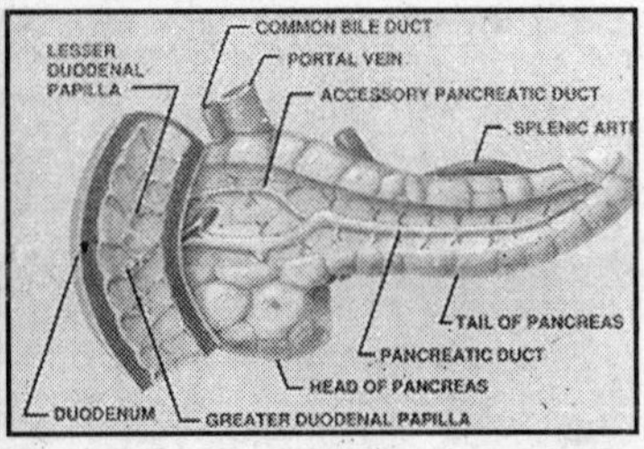

अग्न्याशय

लाभ—

- सोमेटोस्टेटिन हॉर्मोन बनाता है। शरीर में कहीं भी असामान्य वृद्धि को रोकना, जैसे—कैंसर, मोटापे की गाँठें आदि।
- गुर्दे की समस्याओं के लिए लाभदायक है; जैसे—नेफ्राइटिस सिंड्रोम इत्यादि।
- कार्बोनेट सोडियम द्वारा पेट की अम्लता को क़म करना।

- भूख बढ़ाने, पेट के अल्सर तथा अपचन में लाभदायक है।
- मृत त्वचा के ऊतकों को खत्म करने, पुराने खोलने एवं त्वचा को जीवाणुओं से बचाने के लिए यह एंटीसेप्टिक का काम करती है।
- आँखों की बीमारियों के लिए बहुत उत्तम है।
- जिनको कई वर्षों से जोड़ों में दर्द हो, उन्हें इससे तुरंत आराम मिलेगा।
- हृदय में छिद्र हो जाने पर (ASD, VSD, PDA etc.) उसे ठीक करने में सहायक।
- इंसुलिन को उकसाता है, अतः शरीर में शुगर की मात्रा को संतुलित करता है। इसलिए इसे मधुमेह के रोगी को देते हैं।

2. Gall (पित्ताशय)

विधि—दाएँ पैर से मरीज की बाईं जाँघ पर सीधे खड़े होकर तलवे के मध्य नरम भाग से कमर के जोड़ के नीचे से लेकर घुटने के जोड़ के पहले बिना रुके तीन जगह पर दबाव देना है। प्रत्येक जगह पर 6 सेकंड के लिए दबाएँ और छोड़ें।

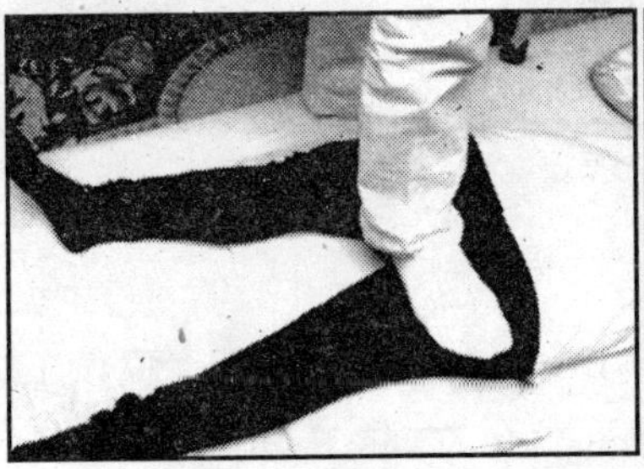

रोग-युक्त करने की क्रिया

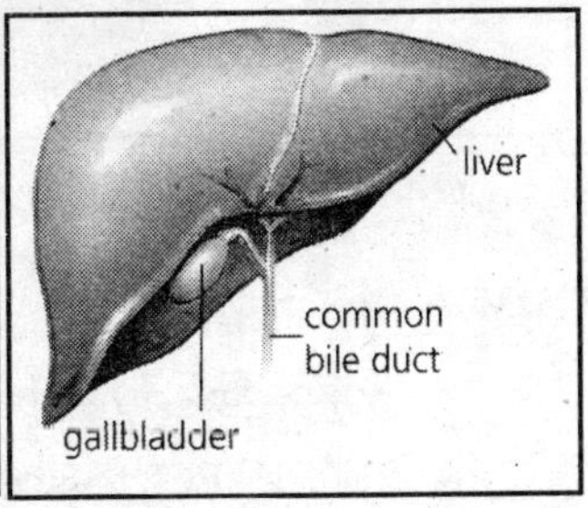

पित्ताशय

लाभ—

- कोलेस्टेरॉल को कम करने में अत्यधिक लाभदायक।
- सभी प्रकार के त्वचा संबंधी रोगों में लाभदायक, जैसे—सोरियासिस, एलर्जी इत्यादि।
- शरीर में कहीं भी मवाद, पस इत्यादि हो तो उसमें लाभ होगा।
- चोट को ठीक करने में लाभप्रद।
- हाइपर बच्चों के उपचार के लिए अत्यधिक लाभदायक है।
- जिन व्यक्तियों को बहुत गुस्सा आता है, उनके गुस्से को भी कम करता है।

3. SPL (Spleen)

विधि—अपने बाएँ पैर के तलवे से रोगी की दाईं जाँघ पर दबाव देना है, बाकी की विधि Gall की तरह ही है।

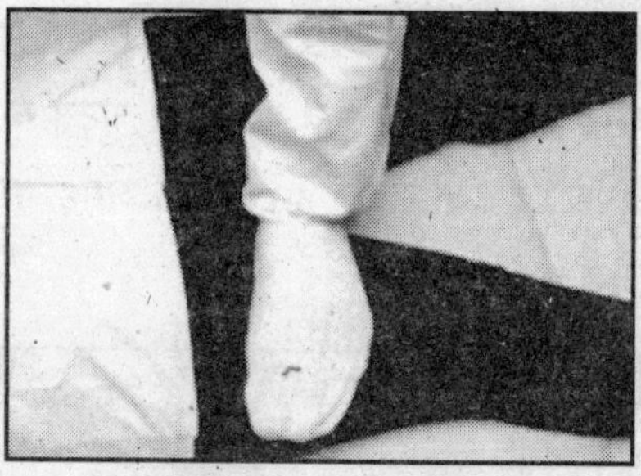

तिल्ली को उकसाने के प्रकार

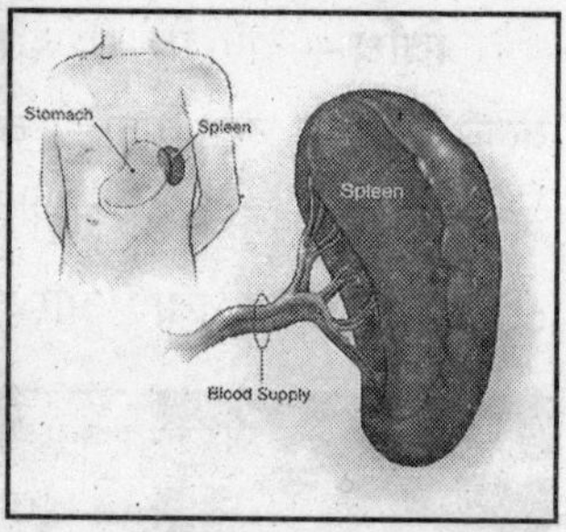

SPL (Spleen)

लाभ—

- स्प्लीन (Spleen) द्वारा WBC/Antiodies बनाने के लिए।
- वायरल बुखार, Septicemia, Liv इत्यादि में लाभदायक है।
- सूजन या प्रदाह में भी लाभदायक।

4. Liv (Liver)

विधि—दाएँ पैर के तलवे को उनके बाएँ हाथ पर कुहनी के पास रखें और अपने बाएँ पैर के तलवे को उनकी बाईं जाँघ पर ऐसे रखें कि जाँघ क़ी मांसपेशियाँ अंदर की तरफ दबाई जाएँ और एक साथ दोनों जगहों पर 6 सेकंड के लिए दबाना व छोड़ना है।

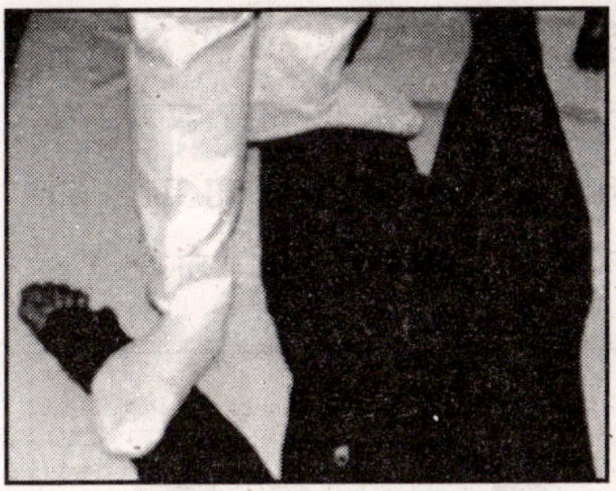

यकृत को उकसाने के प्रकार

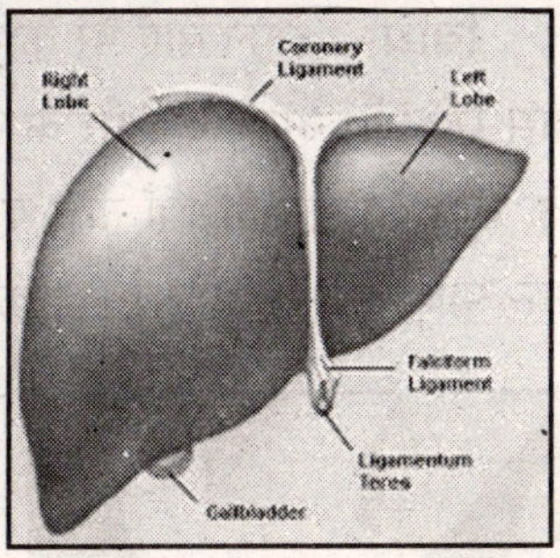

यकृत (Liver)

लाभ—

- सभी प्रकार के बुखार में लाभदायक है।
- Kuffer Cell द्वारा संक्रमण से लड़ने के लिए।
- रक्त में कॉलेस्टेरॉल की मात्रा को कम करता है।
- भूख बढ़ाने तथा मोटापे के चयापचय को सुधारता है।
- रक्त-प्रवाह को संतुलित करता है।
- शुगर की मात्रा को संतुलित करता है।
- आग या केमिकल से जल जाने के निशान या चोट लगने पर घाव को ठीक करने के लिए बहुत ही उपयोगी है।
- पित्ताशय की पथरी को ठीक करने के लिए बहुत लाभदायक है।
- फेफड़ों की क्षमता बढ़ाने, पाचन, वजन या इम्युनिटी बढ़ाने के

लिए।

- सभी गंभीर या दीर्घकालीन बीमारियों के लिए, जैसे—गुर्दा, एड्स, कैंसर, मस्तिष्क में खून का थक्का हो तो रक्त-संचार की समस्या इत्यादि के लिए।

5. MU (Mucus)

विधि—अपने बाएँ पैर के तलवे को उनके दाएँ हाथ पर कुहनी के पास रखें और अपने दाएँ पैर के तलवे को उनकी दाईं जाँघ पर ऐसे रखें कि जाँघ की मांसपेशियाँ नीचे एवं अंदर की ओर दबाई जा सकें। अब एक साथ दोनों जगहों पर 6 सेकंड के लिए दबाते हैं और छोड़ते हैं।

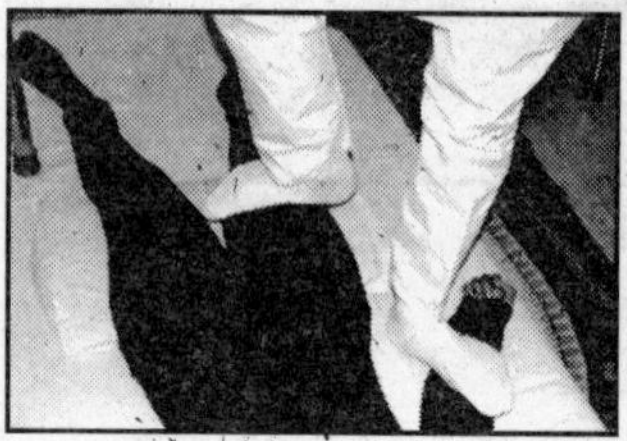

म्यूकस को उकसाने का प्रकार

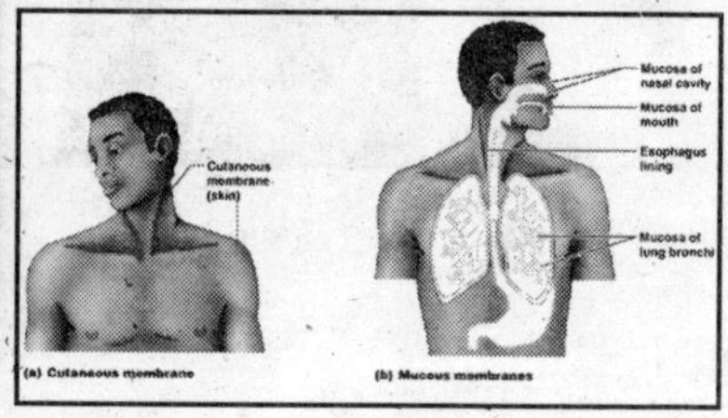

म्यूकस

लाभ—

- नाभि के ठीक बाईं तरफ के दर्द के लिए।
- डिसेंडिग कोलन के मध्य भाग को उकसाने के लिए।
- कब्ज ठीक करने के लिए।
- जुकाम में बंद नाक खोलने के लिए।
- शरीर में म्यूकस बढ़ाने के लिए।

6. Gas Only (गैस ओनली)

विधि—तलवे के मध्य नरम भाग से दोनों जाँघों पर कमर के जोड़ के नीचे से लेकर घुटने के कुछ पहले तक दबाना व छोड़ना है।

ऐसे कम-से-कम छह जगह पर दबाव हों। हर जगह पर 6 सेकंड के लिए दबाते और छोड़ते हैं।

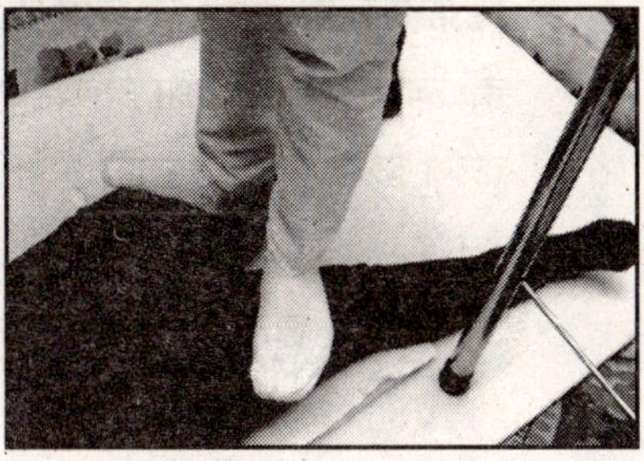

गैस बिंदु उकसाने का प्रकार

लाभ—

- 'PAN' के नीचे और नाभि के ऊपरी भाग के दर्द को कम करने के लिए।
- पैप्सीन द्वारा प्रोटीन को पचाने के लिए देते हैं।
- यह दस्त (loose motions) को रोकता है।
- जी मिचलाने में तथा उलटियों को रोकने के लिए यह तुरंत लाभदायक है।
- विशेषकर गर्भवती महिलाओं में; लेकिन अगर उनको पीठ में दर्द हो तो पैरों के बजाय हाथों से उपचार देते हैं।

7. Gas 'I' (गैस आई)

विधि—अपने तलवे और एड़ियों से रोगी की दोनों पिंडलियों पर घुटनों से लेकर एड़ियों तक कम-से-कम छह जगह पर दबाव देते हैं। हर जगह पर 6 सेकंड के लिए दबाते व छोड़ते हैं।

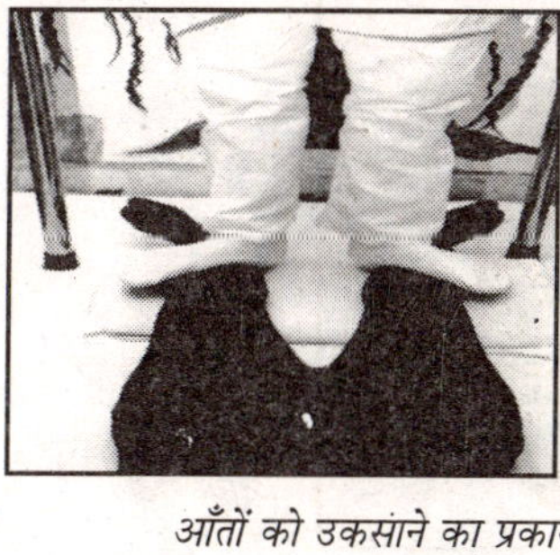

आँतों को उकसांने का प्रकार

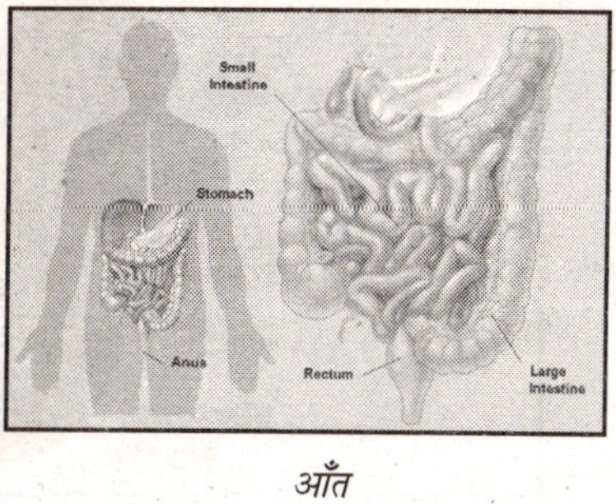

आँत

लाभ—

- सिक्रेटिन एवं CCK के लिए जेजुनम एवं इलियम को उकसाते हैं, जिससे पाचन तथा अवशोषण ठीक से हो।
- कब्ज के मरीजों की छोटी आँत की सुचालकता बढ़ाने के लिए देते हैं।
- जिन बच्चों के मुँह से लार निकलती हो, उन्हें अगर Lu + Sh से लाभ न मिले तो Gas 'I' देने से लाभ पहुँचता है।
- आँतों और गुर्दे की में रक्त-संचार बढ़ता है।
- गुर्दे द्वारा रेनिन बनाने से रोकता है। उच्च रक्तचाप को सामान्य करता है।
- अन्न नलिका (GIT) के एंटेरिक न्यूरॉन्स द्वारा सेरोटोनिन या ब्रेन के अन्य न्यूरो ट्रांसमीटर बनाता है।
- पार्किंसन की बीमारी में डोपामाइन बनाने के लिए देते हैं।

8. Liv° R.T. Kidney

विधि—मरीज के हाथ और पैर ऊपर लीवर जैसा ही करते हैं। अपने दाएँ तलवे को उनके बाएँ कंधे के जोड़ के ठीक बाहर रखते हैं तथा बाएँ तलवे को उनकी बाईं जाँघ पर रखते हैं और सीधा खड़े होकर दोनों जगह एक साथ 6 सेकंड के लिए दबाते व छोड़ते हैं।

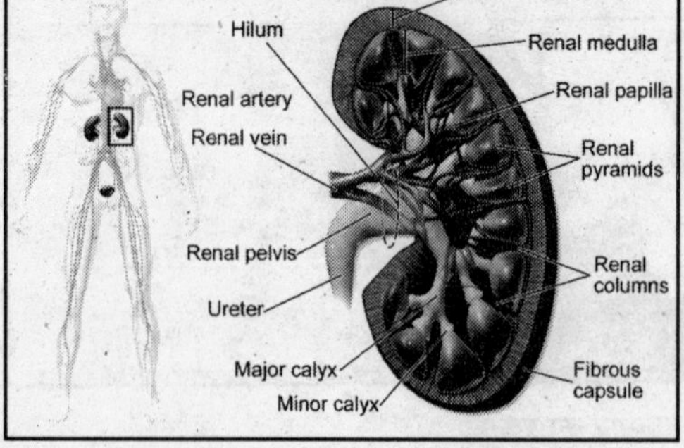

दायाँ गुर्दा

लाभ—

- यह दाएँ गुर्दे की तरफ के कार्य को उकसाता है।
- रक्त में एल्कली को कम करता है, जिससे उच्च रक्तचाप ठीक होता है।
- खुजली, एलर्जी या त्वचा की बीमारियों में देते हैं।
- दाएँ गुर्दे में पथरी के लिए देते हैं।
- दाएँ गुर्दे की सभी समस्याओं के लिए देते हैं।

9. Mu° (Left Kidney)

विधि—अपने बाएँ तलवे को दाएँ कंधे के जोड़ के ठीक बाहर तथा दाईं जाँघ के बीच में एक साथ 6 सेकंड के लिए दबाते व छोड़ते हैं।

लाभ—

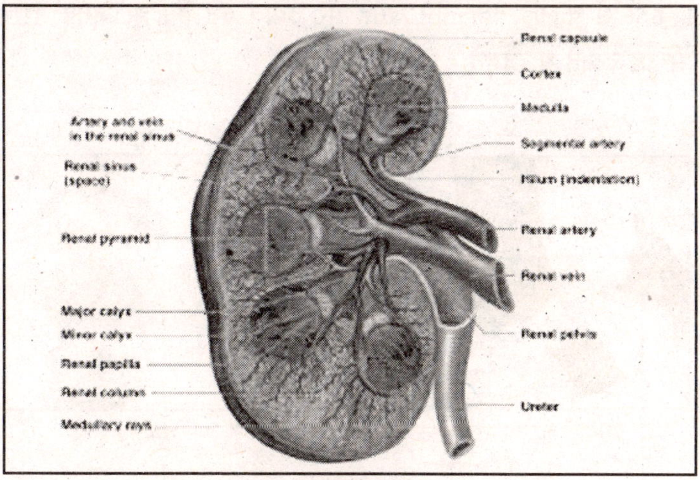

बायाँ गुर्दा

- यह बाईं तरफ के गुर्दे के कार्य को उकसाता है।
- रक्त की अम्लता को कम करता है, जिससे लो निम्न ठीक

होता है।

- बाएँ गुर्दे में पथरी, खुजली, एलर्जी एवं त्वचा की बीमारियों के लिए।
- मंद बुद्धि बच्चों में निमोनिया हो या जिन बच्चों का यानी माथा सामान्य से छोटा है तो उनको Kidney Clear Formula में देते हैं।
- क्रॉनिक बीमारियों में एरिथ्रोपोएटिन बनाने के लिए यह देना है, जो बॉन मैरो को RBC बनाने के लिए उकसाता है।

10. WD

विधि—कुरसियों का सहारा लेकर उनकी गरदन के दोनों ओर पैरों को रखते हैं, फिर एक-एक करके उन्हें उनकी कुहनियों के पास रखकर अपने तलवों के मध्य भाग से दोनों हाथों पर एक ही साथ कुहनी से कलाई तक तीन जगह पर दबाव देते हैं। हर जगह पर 6 सेकंड दबाते व छोड़ते हैं।

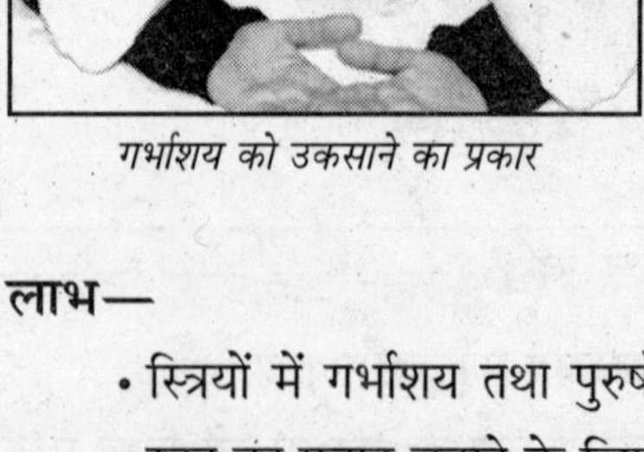

गर्भाशय को उकसाने का प्रकार

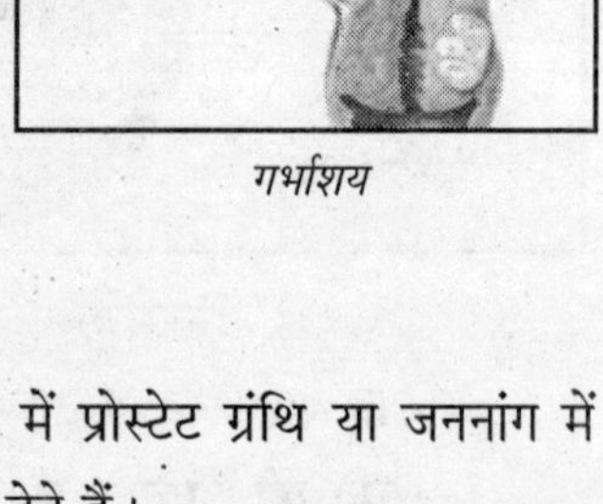

गर्भाशय

लाभ—

- स्त्रियों में गर्भाशय तथा पुरुषों में प्रोस्टेट ग्रंथि या जननांग में रक्त का प्रवाह बढ़ाने के लिए देते हैं।

- पीठ के नीचे के भाग में या पैरों में दर्द व सुन्नपन इत्यादि के लिए भी बहुत गुणकारी है।
- प्रोलेप्स ऑफ युटेरस, पेशाब पर नियंत्रण, मेंसस में दर्द या अन्य प्रकार की गड़बड़ियों, बाँझपन इत्यादि में देते हैं।
- मॉनगोलिज्म (Mongolism) या टेढ़ा पाँव जैसी जेनेटिक बीमारियों के लिए New genes formula में देते हैं।

11. Rt. Ov. (राइट ओवरी)

विधि—पहले दोनों पैरों को उनकी गरदन के दोनों ओर रखते हैं, फिर अपने दाएँ तलवे से उनके बाएँ हाथ पर कुहनी से कलाई तक तीन जगह पर दबाव देते हैं। दूसरा पैर कान के पास रहता है। हर जगह पर तलवे के मध्य भाग से 6 सेकंड दबाते व छोड़ते हैं।

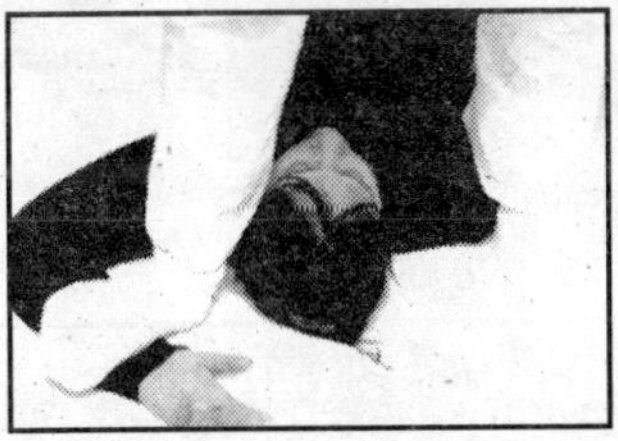

दायाँ अंडाशय को उकसाने का प्रकार

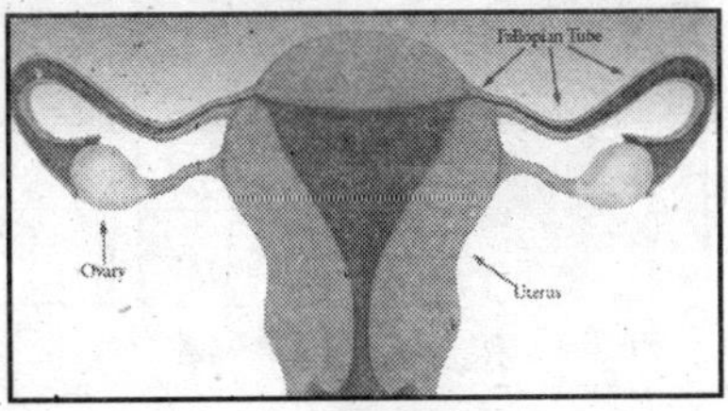

अंडाशय

लाभ—

- दाईं टेस्टिस या अंडाशय की सभी समस्याओं के लिए इसे दिया जाता है।
- दाईं तरफ के हर्निया (Herniya) या अपेंडिक्स (Appendix) के दर्द के लिए।
- दाईं टेस्टिस में खुजली, चर्म रोग या हाइड्रोसिल (अंडकोष में सूजन) कम करने के लिए।
- दाएँ अंडाशय में Cyst, Fibroid इत्यादि में उदर बढ़ाने के लिए।

- पोटैशियम बढ़ाने तथा सोडियम कम करने से उच्च रक्तचाप भी कम होगा।
- प्रोजेस्टेरॉन को उकसाने, मेंसस नहीं आते हों तो लाने के लिए।
- अगर पेशाब रुकने के कारण शरीर में सूजन 24 घंटे रहे तो सूजन को कम करने तथा पेशाब को लाने के लिए यह उत्तम है।

12. Lt. Ov. (लेफ्ट ओवरी)

विधि—पहले दोनों पैरों को मरीज की गरदन के पास रखते हैं, फिर अपने बाएँ तलवे के मध्य भाग से मरीज के दाएँ हाथ पर कुहनी से कलाई तक तीन जगह पर दबाव देते हैं। दूसरा पैर मरीज के कान के पास रहता है। इसी तरह हर जगह पर 6 सेकंड के लिए दबाते व छोड़ते हैं।

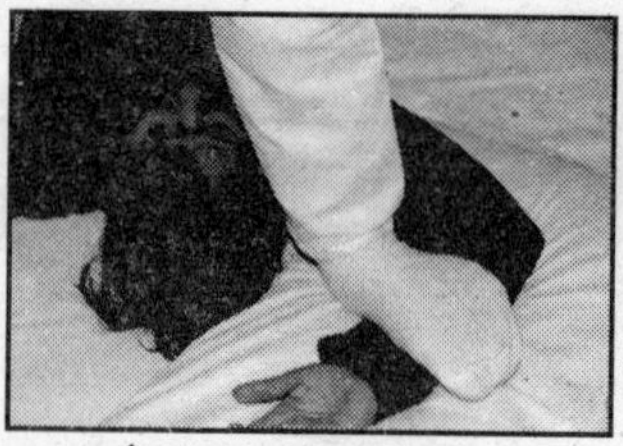

बायाँ अंडाशय उकसाने का प्रकार

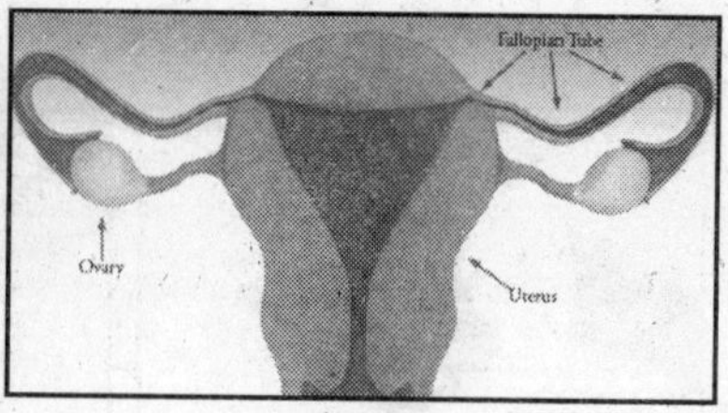

बायाँ अंडाशय

लाभ—

- बाईं टेस्टिस या बाएँ अंडाशय की सभी समस्याओं के लिए।
- बाईं तरफ का हर्निया, बाईं टेस्टिस में खुजली, चर्मरोग या बाईं तरफ के अंडकोष में सूजन या बाईं ओवरी में Cyst, Fibroid इत्यादि के लिए उत्तम है।
- एस्ट्रोजेन (Estrogen) को उकसाने, स्त्रियों में स्तन या कमर इत्यादि के आकार बढ़ाने तथा त्वचा को मुलायम एवं नरम बनाने के लिए।
- मधुमेह या अन्य ऑटो इम्यून डिसऑर्डर में थाइमस को हाइपो

करने, बाँझपन एवं ऑटो इम्यून एंटीबॉडीज के कारणों को भी यह ठीक करेगा।

13. PIT (Pituitary Gland)

विधि—पहले एक पैर रखते हैं, फिर कुरसियों के सहारे से शरीर के वजन को सँभालते हुए उचित जगह पर पहले दोनों कुहनियों के पास फिर कंधों के पास, दबाते हैं। दोनों बाजुओं को एक साथ 6 सेकंड के लिए दबाते व छोड़ते हैं।

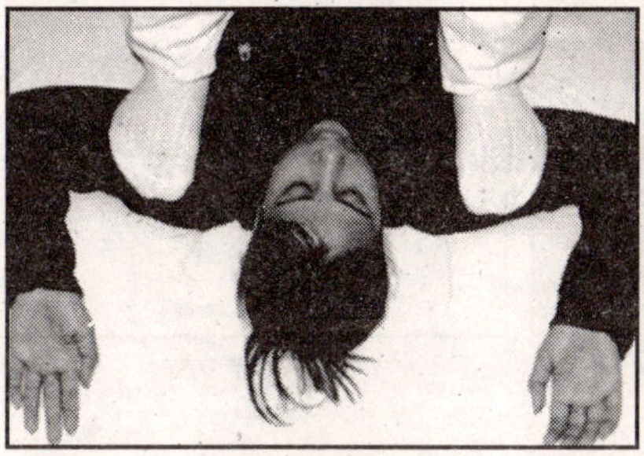

उकसाने का प्रकार

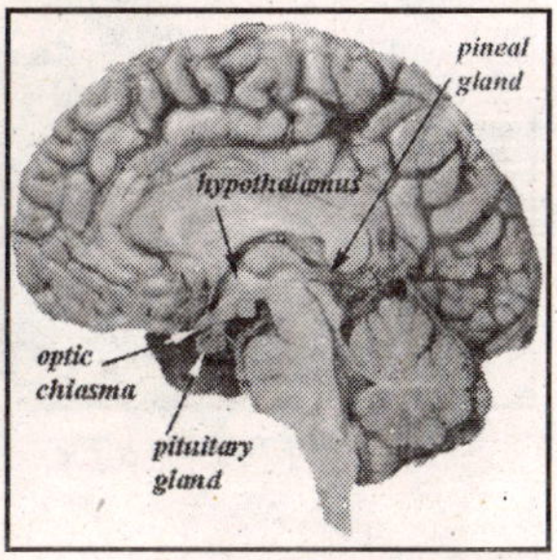

पिट्यूटरी ग्रंथि

लाभ—

- जब हमें पिट्यूटरी ग्रंथि को कई सारे हार्मोंस बनाने के लिए उकसाना हो तो यह देते हैं।
- जिन्हें शुगर की कमी (हाइपोग्लाइसीमिया) के कारण कमजोरी हो तो उसे ठीक करता है।
- खिलाड़ियों को कुछ ही घंटों के बाद थकान महसूस होती हो तो उनके लिए यह बहुत उत्तम है।
- भूख एवं कद की ऊँचाई बढ़ाने के लिए। आँख, कान या मस्तिष्क में कहीं भी पानी भर जाने के लिए देते हैं।
- रोगी की आँखों में नमी न हो तो उसे Dry eyes कहते हैं। उसके लिए भी इसका प्रयोग किया जाता है।

- Vertigo चक्कर के लिए, यानी जिन्हें ऊँची इमारतों, बस या जहाज में सफर करने से चक्कर आते हों, उन्हें इससे आराम मिलता है। बाद में (4) Up arrow देने से पूरा लाभ मिलता है।

14. Para (Para Thyroid Gland)

विधि—दाईं भुजा पर पहले कुहनी की हड्डी के पास और फिर कंधे के पास 6 सेकंड के लिए दबाते व छोड़ते हैं।

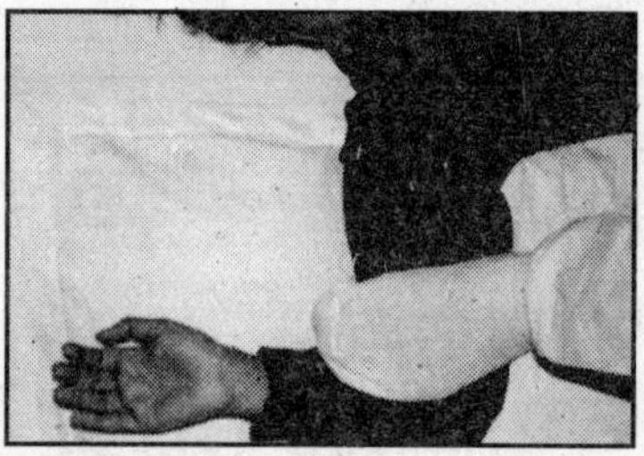

उकसाने का प्रकार

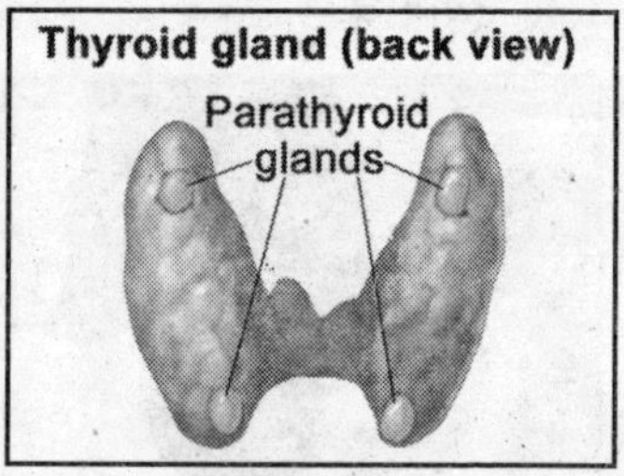

थॉयराइड ग्रंथि

लाभ—

- कैल्सियम की मात्रा संतुलित करने के लिए देते हैं।
- जिनको कैल्सियम की कमी से क्रेम्प्स आते हों या औरतों को मासिक धर्म के दौरान अधिक स्राव हो तो इसे देते हैं।
- जब शरीर में कहीं भी अनचाही जगह पर हड्डी बढ़ी हुई हो तो उसके लिए बहुत लाभदायक है।
- इसका एक और उपयोग हृदय की बीमारियों में अनचाहे थक्के को खोलने के लिए करते हैं, विशेषकर जब उन्हें हृदय रोग के साथ उनके शरीर में कैल्सियम की मात्रा भी कम हो।

15. Lymph (लिंफ)

विधि—ग्रोइन के बहुत पास दोनों जाँघों पर ऐसे खड़े होते हैं जैसे कि दोनों एड़ियाँ एक-दूसरे के बहुत नजदीक हों। फिर दोनों एड़ियों

को नीचे और अंदर की ओर दबाते हैं। 6 सेकंड के लिए रुकते और छोड़ते हैं।

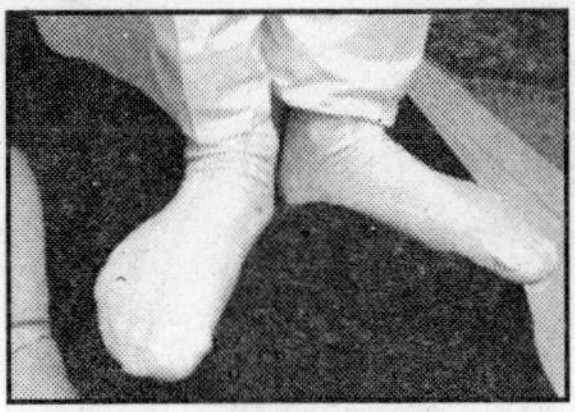

उकसाने का प्रकार

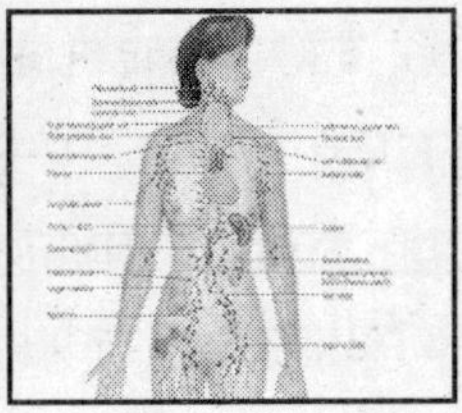

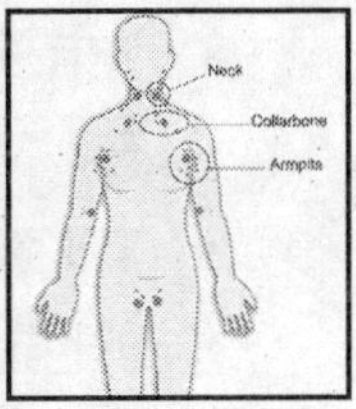

लिंफ

लाभ—

- वायरल बुखार, कैंसर, एड्स इत्यादि में जीवाणु या विषाणु के इन्फेक्शन को खत्म करने के लिए देते हैं।
- यह लिंफ नोडज के B-cell या गामा ग्लोबुलिन और अन्य लिंफोसाइट्स के द्वारा रोग-प्रतिरोधक शक्ति को बढ़ाता है।

16. Chest Only (सिर्फ छाती के लिए)

विधि—अपने पैर को चित्र के अनुसार तिरछा रखते हैं, ताकि एड़ी की तुलना में पैर का बड़ा अँगूठा कुछ अंदर की ओर हो। छाती से कंधों तक इस तरह से नरम घिसाई करते हैं कि तलवा कपड़े पर फिसलता हुआ निकल जाए।

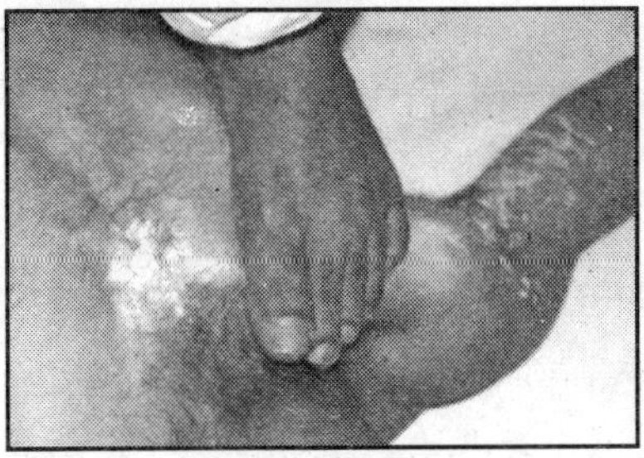

उकसाने का प्रकार

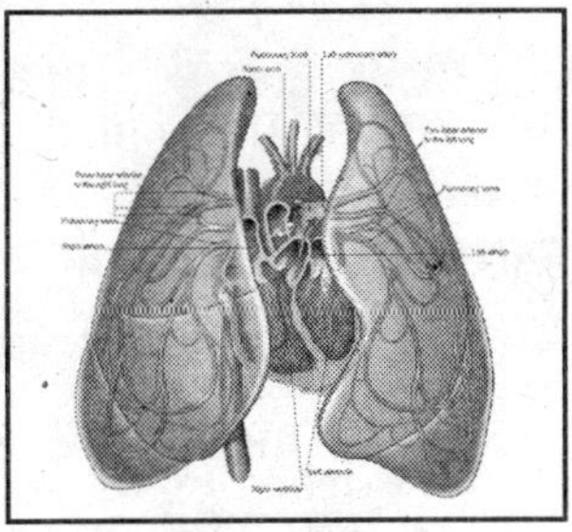

Assets-lung-heart

लाभ—

- फेफड़ों में अधिक रक्त-संचार होता है।
- शरीर में O_2 की मात्रा बढ़ाने के लिए।
- सर्दी, जुकाम व अस्थमा जैसे रोगों के लिए लाभदायक।
- प्राण वायु के संचार को बढ़ाने के लिए।
- फेफड़ों को उकसाने के लिए।
- शरीर में कार्बन डाई-ऑक्साइड और ऑक्सीजन के संतुलन के लिए।

17. Th.ch (Thymus)

विधि—कमर के दोनों साइड इफेक्ट पर पैरों को रखते हैं। पहले दाएँ तलवे को तिरछे रखकर पंजे के नरम भाग से छाती के बीच की हड्डी पर बिना दबाव दिए तीन बार बाएँ कंधे की ओर घिसते हैं, फिर

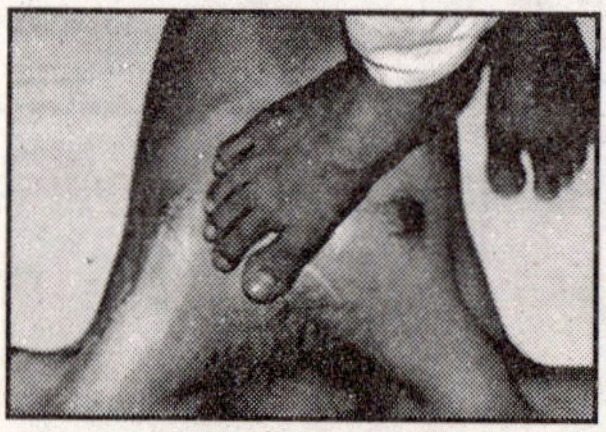

उकसाने का प्रकार

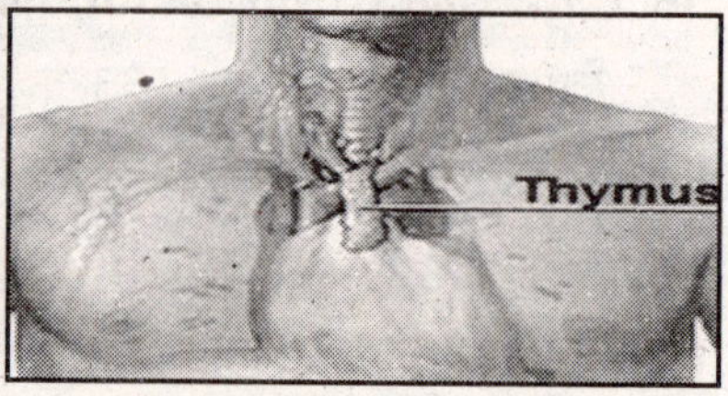

थायमस

बाएँ तलवे के मध्य भाग से तीन बार दाएँ कंधे ओर घिसते हैं।

लाभ—

- थायमस ग्रंथि के विभिन्न लिंफोसाइट्स को उकसाकर शरीर की रोग प्रतिरोधक शक्ति को बढ़ाने के लिए देते हैं।
- बेल्स पैल्सी (Bell's palsy) यानी चेहरे का पैरालिसिस होना, Herpes Zoster यानी नागिन, Septicemia (सेप्टीसीमिया),

एड्स, वायरल बुखार तथा बैक्टीरिया के कारण होनेवाली बीमारियों के लिए देते हैं।

- एंड्रीनल हाइपर हो, जैसे कि एंड्रीनल के इंजेक्शन से मनुष्य कोमा (coma) में चला जाए तो यह देकर उन्हें ठीक किया जाता है।

18. Thyroid (थायरॉइड)

विधि—अपनी हथेलियों को मरीज के गले के दोनों तरफ त्वचा को छूता हुआ रखते हैं, फिर मामूली दबाव से घिसें; पर हलका धक्का देकर तुरंत ही छोड़ देते हैं। ऐसे एक ही झटके में दो बार करते हैं।

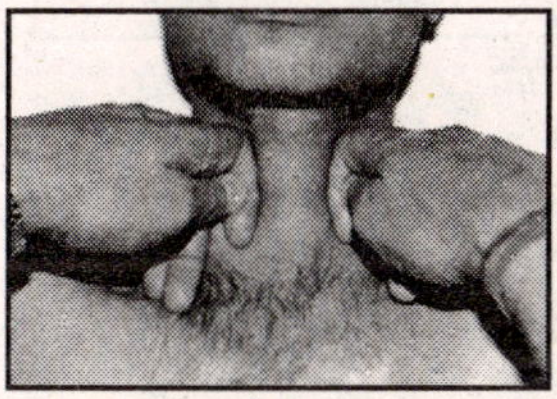

उकसाने का प्रकार

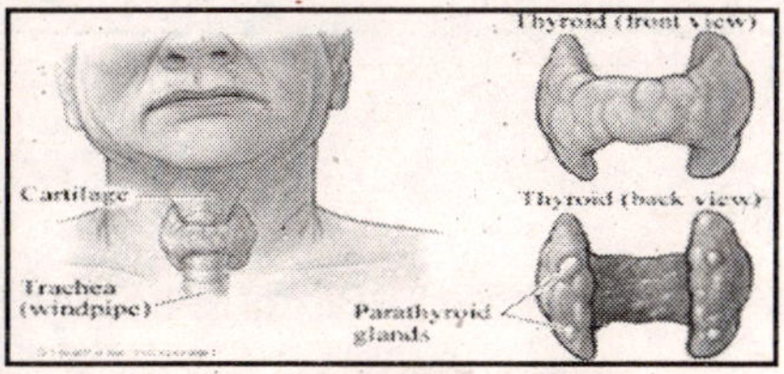

थायरॉइड

लाभ—

- मेटाबॉलिज्म यानी चयापचय को बढ़ाने के लिए।
- शरीर के तापमान को बढ़ाने के लिए देते हैं।
- मंद बुद्धि बच्चों में मस्तिष्क के विकास के लिए देते हैं, क्योंकि जन्म के एक साल तक थायरॉइड ग्रंथि ही मस्तिष्क का विकास करवाता है।
- बालों में रूसी, सिकड़ी, जूँ या कम उम्र में बाल झड़ना इत्यादि के लिए लाभदायक है।
- त्वचा में खुरदरापन या उसमें झुर्रियाँ हों तो उनके लिए देते हैं।
- घाव, मुँह में छाले, त्वचा रोग इत्यादि को जल्दी ठीक करने में यह सहायक है।

19. SWT (स्वैट)

विधि—दोनों हथेलियों को T6 –T12 के मनकों के दोनों ओर खड़े रखकर हाथों के किनारे से मानकों के साइड की नसें तथा मांसपेशियों को अंदर की ओर थोड़ा दबाव देकर जितनी संख्या लिखी हो, उतनी बार दबाते व छोड़ते हैं।

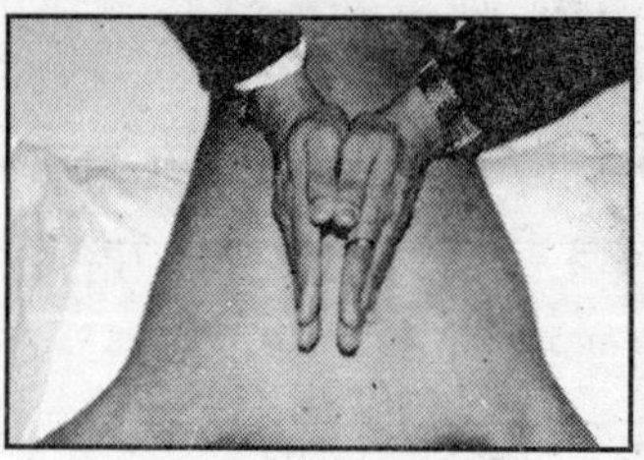

उकसाने का प्रकार

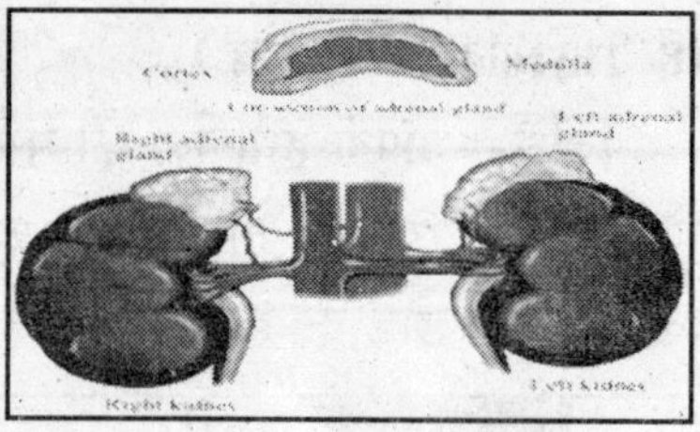

अधिृक्क ग्रंथि (Adrind Glands)

लाभ—

- पसीने की ग्रंथियों को उकसाता है।
- पसीने या पेशाब को कम करने के लिए देते हैं तथा मुहाँसों के लिए उत्तम है।
- एड्रीनल मडूला को उकसाने के लिए।
- लूज मोशन यानी दस्त में देते हैं।

20. ADR

विधि—अपनी उँगलियों को इकट्ठा करके दोनों हथेलियों को पीठ के T6 मनके के बहुत पास रखते हैं कि दोनों हथेलियों के तलवे एक-दूसरे के पास हों। पीठ के मध्य भाग में तीन जगह पर बीच से बाहर की ओर जितनी संख्या लिखी हो, उतनी घिसते हैं।

लाभ—

- शौच के समय में आँव आ रहा हो तो कुछ उपचार के बाद ही

शौच सही हो जाता है।

- जहर, दवाइयों के दुष्प्रभाव, साँप, बिच्छू या जहरीली जड़ी-बूटी का असर दूर करने के लिए।

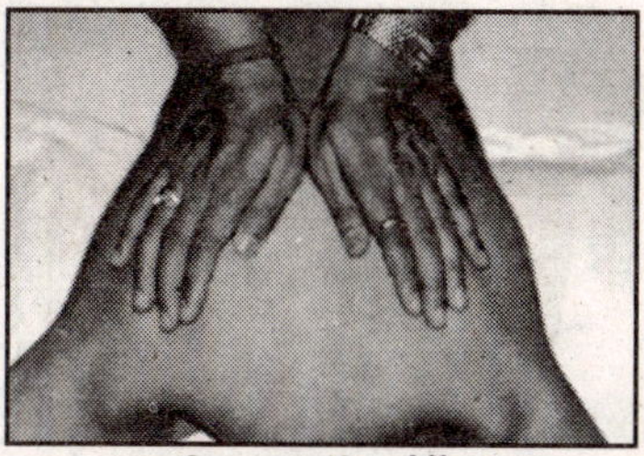

अधिवृक्क ग्रंथि कोर्टेक्स

- बंद नाक खोलने के लिए अच्छा है।
- टॉन्सिल्स के कारण अगर गले में दर्द हो तो यह उपचार तुरंत आराम देता है।
- जिस बीमारी के नाम में 'itis' लिखा हो, जैसे—बेंबू स्पाइन यानी एंक्लोजिंग स्पॉण्डिलाइटिस इत्यादि।
- पित्ताशय में या अन्य किसी भी अंग के जलने पर देते हैं।
- जहाँ भी कॉर्टीजोल (Cortisol) की दवाई की जरूरत है, वहाँ यह उपचार राहत देता है।
- पोलियो या अन्य जलने की बीमारियाँ ठीक करने के लिए देते हैं।
- भय, अवसाद, गरमी और सूजन के साथ अगर घुटने में दर्द हो तो देते हैं।
- ऑटो इम्यून बीमारियों में थाइमस को दबाने के लिए देते हैं।

21. Rt. Parkhoo (सीधा परखू)

विधि—मरीज को बाईं करवट ऐसे लिटाते हैं कि छाती अंदर की ओर हो और मरीज के घुटने छाती के बहुत ही पास हों। पैर या हाथ से मरीज के दाएँ कूल्हे के दोनों पॉइंट्स पर बारी-बारी से दबाते व छोड़ते हैं।

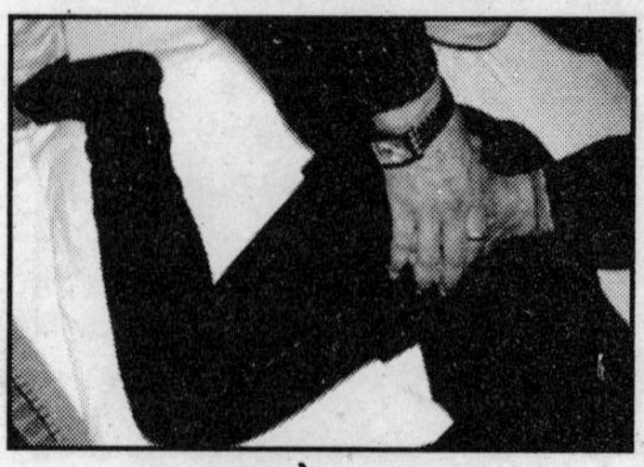

उकसाने का प्रकार

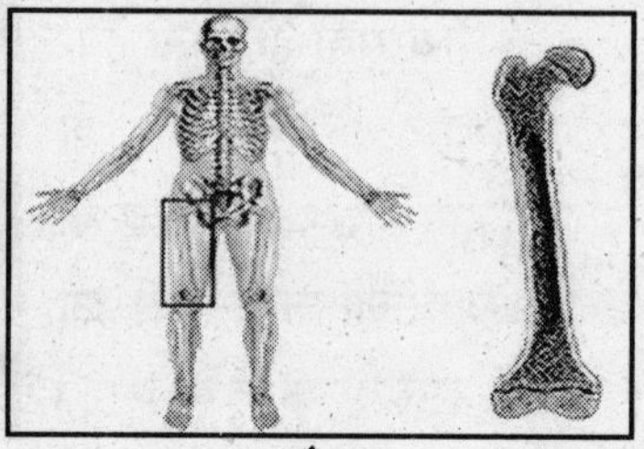

दायाँ पारखू

लाभ—

- फॉलिक एसिड के उत्पादन व अवशोषण के लिए निम्न बीमारियों में देते हैं।
- स्पाइना बाइफिडा (Spina bifida), मोटर न्यूरॉन डिसॉर्डर (MND) में देते हैं।
- मस्कुलर डिस्ट्रॉफी (Muscular dystrophy), पैरालिसिस (Paralysis) इत्यादि के लिए देते हैं।
- जिन बच्चों को जन्म से hole in heart (ASD, VSD, PDA इत्यादि) है, उसे ठीक करने के लिए हम Folic Acid Formula में उपयोग करते हैं।
- जीन्स की गड़बड़ी की बीमारियों तथा चयापचय की बीमारियों में अत्यंत उपयोगी है।

22. Lt. Parkhoo (उलटा परखू)

विधि—मरीज को ऊपर सीधा परखू जैसा ही, मगर दाईं करवट पर लिटाते हैं और बाएँ कूल्हे के दोनों पॉइंट्स पर बारी-बारी से दबाव देकर दबाते व छोड़ते हैं।

लाभ—

- विटामिन B-12 एवं नायसिन की कमी दूर करने, जैसे—थकान महसूस होना, उँगलियों के जोड़ों के बीच कालापन, ज्यादा देर

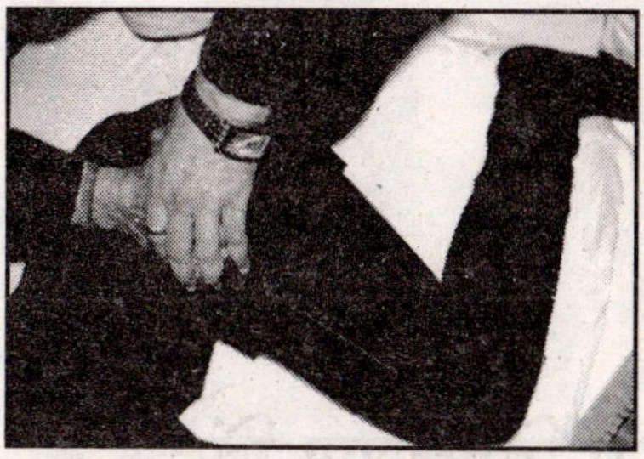

उकसाने का प्रकार

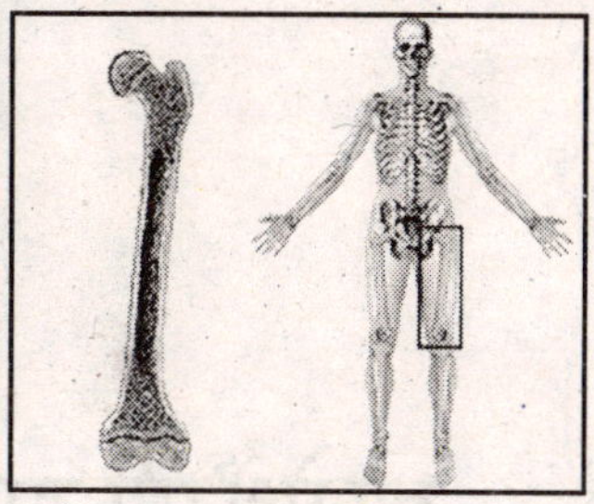

वाया पारखू

तक बैठने पर पैरों का सुन्न हो जाना इत्यादि के लिए अति उत्तम है।

- रक्त की कमी, मुँह में छाले, नर्व की कमजोरियाँ दूर करने के लिए देते हैं।
- कान या आँख की कमजोरी दूर करने के लिए देते हैं।
- पैरालिसिस होने पर जो पैर उठा नहीं सकते या कमजोरी महसूस होती है, उनके लिए उत्तम है।
- जीन्स की गड़बड़ी की कमजोरियों में तथा चयापचय की बीमारियों में यह अत्यंत उपयोगी है।

□

न्यूरोथैरेपी द्वारा विश्लेषण बिंदु

1. न्यूरोथैरेपी एक वैज्ञानिक तरीके से नैदानिक विश्लेषण करती है, जिसके लिए किसी उपकरण या प्रयोगशाला की आवश्यकता नहीं है।
2. न्यूरोथैरेपी की मान्यता है कि अगर कोई ग्रंथि या अंग ठीक प्रकार से कार्य न करे तो ठीक उसके ऊपर हाथ के दबाव देने पर दर्द का अनुभव होता है। दर्द की तीव्रता से उस अंग या ग्रंथि की कार्य-क्षमता का पता लगाया जा सकता है; जैसे—गुर्दा, यकृत, प्लीहा, पित्ताशय, आँत, पेट इत्यादि।
3. शरीर में अम्ल तथा आँत के संतुलन का पता लगने के लिए Liv° Mu° Pain Point तथा हाथ की चौथी उँगली के मध्य जोड़ को दबाकर चेक किया जाता है।
4. शरीर के विभिन्न अंगों के रंग तथा आकृति को देखकर भी शरीर में रोगों का पता लगाया जाता है; जैसे—जीभ, नाखून, उँगलियाँ इत्यादि।
5. वैज्ञानिक प्रयोगशाला के परीक्षणों की भी सहायता ली जाती है।
6. न्यूरोथैरेपी चूँकि रोगों के मूल कारण को समझकर निदान करती है, इसलिए रोगी के जन्म तक का इतिहास तथा परिस्थितियों का पूर्ण विवरण लिया जाता है।

□

न्यूरोथैरैपी के विशेष प्रयोग

Genes के कार्यों में सुधार लाती है

Physiology की पुस्तक Gyuton के अनुसार, विटामिन B-12 और फोलिक एसिड—ये दोनों ही कोशिका के अंदर DNA तथा RNA के कार्यों को प्रभावित करते हैं। DNA और RNA से ही जीन्स बने हुए हैं। LMNT के द्वारा दोनों को प्रभावित कर सकते हैं। इसलिए न्यूरोथैरैपी के द्वारा हम जीन्स की गड़बड़ी के कारण आई बीमारियों को भी ठीक कर सकते हैं, जो सुनने में शायद असंभव-सा लगता है, पर सत्य है। Down syndrome, club foot, cerebral palsy इत्यादि अनेक वंशानुगत रोगों में न्यूरोथैरैपी से काफी ज्यादा लाभ हुआ है।

ऑटो इम्यून डिसऑर्डर और LMNT

ऑटो इम्यून डिसऑर्डर का एलोपैथी में स्टेरॉयड देकर इलाज किया जाता है, जिसके बहुत अधिक दुष्प्रभाव होते हैं। ऑटो इम्यून डिसऑर्डर में थाइमस ग्लैंड हाइपर हो जाता है और अपने ही शरीर की कोशिका को मारने लगता है। न्यूरोथैरैपी का नियंत्रण अधिवृक्क (Adrenal) ग्रंथि पर है, जो कि सिस्टम को बनाता है। अत: न्यूरोथैरैपी में ऐसी बीमारियों को ठीक करने के लिए हम एड्रीनल कॉर्ट्रेक्स को उकसाकर शरीर में ही स्टेरॉयड बनाते हैं, जिसके दुष्प्रभाव नहीं होते हैं।

जोड़ों के दर्द में रामबाण न्यूरोथैरैपी एक वरदान

जोड़ों का दर्द आज घर-घर की कहानी बन गया है। यह एक ऐसी

व्यापक परेशानी है, जिससे कोई भी अछूता नहीं रहा है। बड़े तो बड़े छोटी उम्र में भी घुटना, कमर एवं गरदन दर्द तथा कंप्यूटर पर लगातार काम करते-करते बैठे-बैठे कमर दर्द से लोग बहुत परेशान हैं। इसी प्रकार घरों में घुटनों का दर्द या ऑस्टियो आर्थराइटिस भी महामारी बन गया है। न्यूरोथेरैपी में मेरा स्वयं का अनुभव भी है कि कमर, घुटने व गरदन के रोगियों को चमत्कारिक ढंग से तथा तुरंत लाभ मिलता है। अधिकांश रोगियों में तो वर्षों बाद तक भी वह दर्द वापस नहीं आया। यानी यह तत्काल तथा पूर्ण लाभ देनेवाली चिकित्सा-पद्धति है।

पेट दर्द के रोग एवं न्यूरोथेरैपी

इस भाग-दौड़ की जिंदगी में व्यक्ति कई बार अपने भोजन के लिए समय नहीं निकाल पाता। भोजन समय पर नहीं कर पाता, जबकि उसका काम या पैसे की चाहत दो वक्त के ठीक से भोजन के लिए ही है। आपने पैसा तो कमाया, अच्छा लजीज भोजन भी किया; लेकिन वक्त-बेवक्त और तनाव में, जिसका सीधा असर पाचन क्रिया पर पड़ता है। परिणाम कम खाने पर भी उसे कमजोरी, गैस, एसिडिटी, कब्ज तथा मोटापा होने लगता है। युवा पीढ़ी को इस बात का भी पूरा ज्ञान नहीं है कि कब खाना, क्या खाना तथा कैसे खाना चाहिए। पिज्जा, बर्गर या खाने के साथ कोल्ड ड्रिंक्स का प्रचलन आम है, जो हमारे पाचन-तंत्र की हालत बिगाड़ देता है। टी.वी. देखते-देखते भोजन करना, भोजन करते समय फोन पर बात करना, कंप्यूटर पर काम करना या पुस्तक व अखबार पढ़ते-पढ़ते खाना खाना तथा भागम-भाग में खाना खाना—ये बहुत छोटी एवं सामान्य सी हर घर की बात है। लेकिन ये ही छोटी-छोटी बातें बड़ी-बड़ी बीमारियों के आने का कारण बनती हैं। भोजन करते समय शांतचित्त से सिर्फ भोजन ही करना चाहिए, तभी हमारे पाचक रस ठीक से बनेंगे और भोजन का पाचन ठीक से हो पाएगा। अपच या अनपचे भोजन से आपको शरीर के लिए आवश्यक तत्त्व नहीं मिल पाएँगे, जिसके लिए आपने भोजन किया

है। जब आपने दूध-दही खाया तो खूब, लेकिन आपकी हड्डियाँ कमजोर क्यों हो रही हैं ? अर्थात् यह महत्त्व की बात नहीं कि आपने कितना खाया! महत्त्व इस बात का ज्यादा है कि आपने कितना पचाया। न्यूरोथेरैपी आपके पाचक अंगों का काम सामान्य कराएगी। आपके अवशोषण तथा चयापचय (मेटाबॉलिज्म) को दुरुस्त करने में सहायक होगी। आपके पाचन-तंत्र के रोगों को दूर करने में आपकी सहायता करती है। ऐसा लाखों रोगियों का अनुभव हमारे साथ है।

माइग्रेन (सिर दर्द) एवं न्यूरोथैरैपी

अब तक लगभग 5 लाख से अधिक छात्रों से मिलना हुआ। अपने सेमिनार में जब उनसे सिरदर्द व पेट के रोग के संबंध में पूछा तो 70 प्रतिशत से भी अधिक ने हाथ खड़े कर दिए। महिलाओं या छात्राओं में तो यह बहुत सामान्य है। न्यूरोथेरैपी से मात्र 5 मिनट के उपचार में अधिकांश रोगियों को लाभ है। सिर दर्द का कारण चाहे गैस, एसीडिटी हो, धूप या तनाव हो, न्यूरोथेरैपी सभी में बहुत कारगर सिद्ध होती है। कई रोगियों के खाने-पीने, सोने, उठने-बैठने का ढंग भी ठीक से नहीं होता, जिसका परिणाम माइग्रेन हो जाता है। हम उनकी उस आदत को ठीक करने में सहयोग करते हैं और व्यक्ति ठीक हो जाता है।

मानसिक रोग में न्यूरोथेरैपी चिकित्सा

मधुमेह, रक्तचाप, अस्थमा, माइग्रेन, कमर व गरदन दर्द, तनाव, अवसाद, अनिद्रा, गैस, एसीडिटी, अल्सर एवं मोटापा आदि भी मनोविकार के कारण उत्पन्न होनेवाले रोगों की सूची में आते हैं। तंत्रिका तंत्र के द्वारा उत्पन्न इन रोगों का सफल उपचार आधुनिक चिकित्सा-पद्धति के द्वारा संभव नहीं है। एक बार दवा शुरू करने के बाद दवा एवं रोग से कब छुटकारा मिलेगा, यह नहीं कहा जा सकता। कई दवाएँ तो जिंदगी भर साथ निभाएँगी तथा उनके परिणाम-स्वरूप और अनेक रोगों को जन्म भी दे देंगी।

न्यूरोथैरैपी इन मनोवैज्ञानिक कारणों से उत्पन्न समस्याओं का समाधान करने में बहुत प्रभावी है। व्यक्ति किसी परिस्थितिवश जब तनाव में आ जाता है, उसके परिणाम से शरीर में तंत्रिका तंत्र द्वारा अनेक हॉर्मोन व केमिकल अधिक बना दिए जाते हैं, जिससे शरीर का रासायनिक संतुलन बिगड़ जाता है। कुछ तत्त्व कम तो कुछ बहुत ज्यादा मात्रा में बन चुके होते हैं। लेकिन जब तनाव खत्म हो जाता है, फिर भी उसका दुष्परिणाम या उन रसायनों का प्रभाव रहता ही है। न्यूरोथैरैपी उसी दुष्परिणाम को ठीक करने में समर्थ है, क्योंकि इससे शरीर में रासायनिक संतुलन बनाया जा सकता है।

बाँझपन में न्यूरोथैरैपी चिकित्सा

आज नपुंसकता एवं बाँझपन का प्रतिशत बढ़ता जा रहा है, जिसका मुख्य कारण हमारी जीवन-शैली, पाश्चात्य सभ्यता का प्रभाव, हमारे खान-पान में रसायनों का प्रयोग तथा तनावपूर्ण जीवन-शैली है। महिलाओं में इसके कारण हैं—गर्भाशय में एसिड का बढ़ जाना, शरीर के तापमान का सामान्य से कम होना आदि (Prolapse of uterus) मासिक धर्म की अनिश्चितता तथा कभी-कभी बचपन से ही कुछ बच्चियों में मासिक धर्म न आना। उनकी फेलोपियन ट्यूब में कुछ गड़बड़ी होना आदि। न्यूरोथैरैपी में सभी प्रकार की समस्याओं का निदान है, क्योंकि यह मूल कारण पर जाकर सिस्टम को ठीक करती है।

पुरुषों में नपुंसकता के कारण शीघ्र पतन, वीर्य में मृत जीवाणुओं की संख्या अधिक होना, स्वप्न दोष, कामेच्छा का न होना, बचपन में जननांगों पर चोट लगना, चेचक, थायरॉइड, पीलिया बुखार आदि का होना, कम उम्र में अत्यधिक हस्तमैथुन की आदत आदि मानसिक व शारीरिक कारण हैं, जिससे नपुंसकता जन्म लेती है। न्यूरोथैरैपी तन व मन दोनों पर प्रभावी सिद्ध होती है। इसी कारण इनका उपचार इसके द्वारा संभव है।

बाल रोग एवं न्यूरोथैरेपी चिकित्सा

न्यूरोथैरेपी हर वर्ग तथा हर उम्र के लोगों लिए वरदान साबित हुई है, फिर चाहे वह 1 महीने का बच्चा हो या 100 साल का वृद्ध। किसी को भी इससे लाभ पहुँचाया जा सकता है। बच्चों के लिए तो यह विशेष उपयोगी इसलिए भी है, क्योंकि आजकल के वातावरण के अनुसार बच्चे बार-बार बीमार पड़ते हैं। उन्हें एंटीबायोटिक दवाएँ दी जाती हैं, जिसका दुष्प्रभाव उनके विकास तथा पाचन-शक्ति पर पड़ता हैं। कैल्सियम की कमी, दाँतों का टेढ़ापन, आँखों की कमजोरी, सर्दी, जुकाम, बदलते मौसम में बार-बार बीमार पड़ना, एनीमा, मोटापा इत्यादि। यदि उन्हें शुरू से ही न्यूरोथैरेपी उपचार दिया जाए तो न केवल वे बार-बार बीमार होने से बचेंगे, बल्कि उनका पाचन तथा विकास भी अच्छा होगा। उनका विकास अच्छा होगा तथा अनेक बीमारियों से बचने के लिए रोग-प्रतिरोधक क्षमता का विकास होगा।

गर्भावस्था में न्यूरोथैरेपी चिकित्सा

सामान्यतः गर्भावस्था में किसी भी उपचार की आवश्यकता नहीं होती, क्योंकि यह एक प्राकृतिक प्रक्रिया है; किंतु यदि कोई रोग आ जाए तो न्यूरोथैरेपी एक कारगर उपाय है, जैसे—उच्च रक्तचाप, उलटी, दस्त, कमर दर्द, सिर दर्द, पैरों में सूजन या दर्द, बुखार, जुकाम इत्यादि। यदि गर्भावस्था में अंग्रेजी दवाओं का सहारा लिया जाय तो गर्भस्थ शिशु पर उसका हानिकारक प्रभाव पड़ता है। ऐसे में यह एक अच्छा विकल्प है, जिससे माँ और बच्चे दोनों के स्वास्थ्य पर न सिर्फ अनुकूल प्रभाव पड़ता है, बल्कि इसके द्वारा फोलिक एसिड, कैल्सियम और विटामिन के अवशोषण को भी बढ़ाया जा सकता है, जिससे बच्चा स्वस्थ पैदा होता है। साथ ही ऐसा हमारा अनुभव है कि न्यूरोथैरेपी उपचार देने से माता-पिता के वंशानुगत दोष भी बच्चों में नहीं आते, क्योंकि यह जीन्स के कार्यों को सुधारने में सक्षम है। न्यूरोथैरेपी के सामान्य उपचार से

सामान्य प्रसव होने की संभावनाएँ भी अधिक होती हैं।

ब्लड ब्रेन बैरियर और LMNT

ब्लड ब्रेन बैरियर की वजह से नींद तथा अल्कोहल को छोड़कर मस्तिष्क में कोई दवाई नहीं जा सकती। मस्तिष्क के मुख्य रसायन में से किसी एक में भी कमी आने से केंद्रीय नर्वस सिस्टम बिगड़ जाता है। तब हम न्यूरोथैरैपी से एंटॉरिक नर्वस सिस्टम को उकसाकर मस्तिष्क की उस बीमारी को ठीक कर सकते हैं। इसीलिए इन बीमारियों को ठीक करने में सफलता हासिल की गई है। उदाहरण—पार्किंसन आदि।

खेल दुर्घटनाएँ (स्पोर्ट्स इंजरी) और न्यूरोथैरैपी चिकित्सा

LMNT में चोट का फॉर्मूला एक अत्यंत प्रभावशाली उपचार है, जो तुरंत आराम पहुँचाता है। इसका एक उदाहरण है—एक बार इंदिरा गांधी इनडोर स्टेडियम (दिल्ली) में आचार्य रामगोपाल दीक्षित वहाँ पधारे हुए थे। जिम्नास्टिक की प्रैक्टिस चल रही थी। अचानक एक छोटे बच्चे का बैलेंस बिगड़ा तथा उसे पैर में चोट लग गई, कोच भी वहीं उपस्थित थे। आचार्य रामगोपाल दीक्षितजी ने उस बच्चे को न्यूरोथैरैपी उपचार दिया और वह तुरंत उठकर खड़ा हो गया और वापस अपनी प्रैक्टिस शुरू कर दी। ऐसे अनेक उदाहरण हैं, जहाँ लिगामेंट फ्रैक्चर तक ठीक किया गया है। आर्याधक दर्द (Accute pain) तथा रक्तस्राव में यह शीघ्र एवं अत्यंत प्रभावी होता है। इसी प्रकार कुहनी दर्द, घुटना दर्द, गरदन दर्द, जोड़ों का दर्द, स्लिप डिस्क, कमर दर्द, मसल्स फ्रैक्चर आदि किसी भी प्रकार की इंजरी के लिए यह पद्धति प्रभावी है।

अत: अगर यह फॉर्मूला खिलाड़ी और उनके कोच को सिखा दिया जाए तो वे खेल-कूद के मैदान में लगनेवाली चोट, मोच या घाव के दर्द इत्यादि को तुरंत ठीक कर पाएँगे, जिससे न सिर्फ हमारे खिलाड़ियों का हौसला बढ़ेगा, बल्कि देश को भी फायदा होगा।

□

विभिन्न रोगियों के अनुभव

नाम : नरेश कुमार

मैं नरेश पिछले 8–10 महीनों से टेल बोन (tail bone) में दर्द के कारण बहुत परेशान था, जिसके कारण मैं 1–2 मिनट भी नहीं बैठ पाता था। मैंने सर गंगाराम अस्पताल एवं राम मनोहर लोहिया अस्पताल में दिखाया। वहाँ के डॉक्टरों ने मुझे ऑपरेशन के लिए कहा। फिर मैं आचार्य रामगोपाल दीक्षितजी के पास आया। आचार्यजी ने न्यूरोथैरेपी के द्वारा बिना दवा के मेरा इलाज किया। मुझे 8–10 सिटिंग में ही मेरी टेल बोन में बहुत आराम मिला है।

नाम : हरकिशन

मुझे पिछले 6–8 महीनों से पैर में दर्द तथा पेट में काफी कब्ज थी। मुझे मेरे एक मित्र ने आचार्य रामगोपालजी का पता दिया। वह स्वयं आचार्यजी के ही यहाँ ठीक हुआ है। दीक्षितजी ने मेरा उपचार किया, जिससे मात्र 2–3 दिनों में ही मुझे अपने पैर एवं पेट की तकलीफ में बहुत आराम मिला है।

नाम : गीता ढींगरा

मेरा नाम गीता ढींगरा है। मुझे पिछले 3–4 साल से अधिक समय

से थायरॉइड की समस्या थी। मुझे साँस लेने में भी परेशानी थी। इस कारण मैं अपने घर का भी काम नहीं कर पाती थी, जिसकी वजह से मेरे परिवारवाले मुझसे नाराज रहते थे। फिर मुझे आचार्य श्री रामगोपाल दीक्षित के बारे में पता चला। मैंने आचार्यजी से अपनी चिकित्सा लगभग छह महीने कराई। अब मुझे पहले से अधिक राहत है। मैं घर का भी काम करती हूँ। मुझे कोई परेशानी नहीं होती। मैं आचार्यजी का आभार प्रकट करती हूँ।

नाम : अशोक कुमार

मैं अशोक 15/07/1989 को छत से गिर गया था, जिसकी वजह से मेरी रीढ़ की हड्डी में काफी तकलीफ थी, जिसका ऑपरेशन चार बार हुआ—वर्ष 1989, 1990, 1992 तथा 1996 में। मेरे शरीर ने मेरा साथ देना छोड़ दिया था, जैसे—1. टेढ़ा होकर चलना, 2. सीधा न खड़ा होना, 3. पैरों की उँगली टेढ़ी होना, 4. कुहनी में सूजन, 5. गरदन में दर्द—और न जाने कितनी बीमारियाँ मेरे शरीर में थीं। मैंने कई बड़े-बड़े अस्पतालों में भी दिखाया। फिर मैं डॉ. रामगोपाल दीक्षित के पास आया। नाड़ी रोग के द्वारा चिकित्सा करवाकर मुझे बहुत आराम मिला है। मैं आचार्यजी का हृदय से धन्यवाद करता हूँ।

नाम : मीना नेगी

मुझे काफी समय से कमर दर्द व हाथ में दर्द था, जिसके कारण मैं काफी परेशान थी। मैंने आचार्य रामगोपाल दीक्षितजी से इलाज कराया, जिससे मुझे पहले 1 महीने में ही उपचार में बहुत आराम मिला है।

नाम : किरण

मुझे पिछले काफी समय से पैरों में दर्द था। चलने में बहुत परेशानी होती थी, फिर में न्यूरोथैरेपी उपचार सेंटर आई। यहाँ मैंने अपना उपचार

कराया, जिससे अब दर्द बहुत कम है। अब मैं बहुत अच्छा महसूस कर रही हूँ।

नाम : मधु शर्मा

मेरे शरीर में बहुत दर्द था और पैरों में सभी जगह दर्द था। मुझे इस न्यूरोथैरेपी उपचार से बहुत लाभ हुआ है। यह बहुत अच्छा है।

नाम : नंदलाल शर्मा

मैं 6 महीने से अधिक समय से सर्वाइकल से परेशान था। मैंने मैक्स हॉस्पिटल में भी इलाज करवाया। एम.आर.आई. हुई, जो कि ठीक निकली। उसके बाद एम्स, सफदरजंग में भी दिखाया, परंतु कहीं आराम नहीं मिला। फिर मुझे व्यक्तिगत रूप से एडवांस न्यूरोथैरेपी ट्रीटमेंट सेंटर का पता चला। यहाँ आचार्य रामगोपाल दीक्षितजी द्वारा मेरा इलाज किया गया। मैं थोड़े ही उपचार के बाद अच्छा महसूस करने लगा। अब मैं पूरी तरह से स्वस्थ हूँ। मैं नाड़ी रोग विशेषज्ञ आचार्यजी का हृदय से धन्यवाद करता हूँ।

नाम : कमलेश

मुझे पिछले 12-13 साल से डिप्रेशन था। मेरे दिमाग में बहुत सारी बातें घूमती रहती थीं। किसी ने कुछ भी कह दिया तो वह बात मेरे दिमाग से निकलती नहीं थी। मुझे बहुत गुस्सा आता था। हर समय चिड़चिड़ापन रहता था। मैं बहुत बेचैनी रहती थी। फिर मैंने नाड़ी रोग सेंटर पर आचार्य रामगोपाल दीक्षितजी को दिखाया। उन्होंने मेरा लगभग 3 महीने इलाज किया। अब मेरा गुस्सा बहुत शांत हो गया है। बेचैनी भी नहीं है। अब मैं बहुत अच्छा महसूस कर रही हूँ और आचार्यजी का बहुत-बहुत धन्यवाद करती हूँ।

नाम : ब्रज मोहन

जब मैं 16 साल का था, तभी से मुझे दौरे आना शुरू हुए थे। डॉ. राम मनोहर लोहिया अस्पताल में मेरा इलाज चला था। उस इलाज से मेरे दौरे आने का कोई कारण नहीं पता चला। मेरे दौरों के कारण मेरे परिवारवाले व रिश्तेदार सभी परेशान रहते थे। मुझे मेरी नौकरी से भी निकाल दिया गया। इस कारण मैं अपने जीवन से बहुत निराश हो गया था। जीने की इच्छा ही खत्म हो चुकी थी। फिर मुझे आचार्य रामगोपाल दीक्षितजी के बारे में पता चला। यहाँ मैंने अपना इलाज करवाया। अब मैं बहुत अच्छा महसूस करता हूँ। मुझे अपना जीवन जीने की उम्मीद दिखाई देने लगी है और मुझे मेरी नौकरी भी वापस मिल गई है। मैं आचार्यजी का और उनकी टीम का धन्यवाद ज्ञापित करता हूँ।

नाम : गुरबख्श

मुझे एक साल पहले पैरालिसिस हो गया था। मेरे हाथ-पैर बिलकुल जकड़ चुके थे। मैं कुछ भी नहीं कर पाता था। कई अस्पतालों में भी दिखाया, पर कोई आराम नहीं मिला। कई डॉक्टरों ने बहुत दवाइयाँ बताईं। मैंने खाईं भी, पर कोई राहत नहीं मिली। मेरे परिवारवाले भी मुझसे परेशान रहने लगे। फिर मेरे एक मित्र ने मुझे आचार्य रामगोपाल दीक्षितजी के बारे में परामर्श दिया। मैं यहाँ आया। मेरी चिकित्सा हुई और चार महीने में ही अब में सामान्य स्थिति में हो गया हूँ। अब मैं अपने काम स्वयं करता हूँ। मुझे किसी से कोई सहायता नहीं लेनी पड़ती। मैं आचार्यजी का बहुत शुक्रगुजार हूँ, जिनके कारण मैं सामान्य जीवन जी सका। मैं आप लोगों से भी अनुरोध करता हूँ कि अगर आपको कोई परेशानी है तो आचार्यजी से परामर्श करें।

नाम : ममता घोष

मैं राष्ट्रपति भवन, नई दिल्ली में रहती हूँ। मैं करीब 12 साल से घुटने व कमर दर्द से परेशान थी। मैं अगर बैठ जाती तो उठने में बहुत

परेशानी होती थी। बिना किसी सहारे के मैं उठ नहीं पाती थी। काफी दिनों से कैल्सियम और दर्द की दवाइयाँ खाती थी। दवाइयों के कारण मुझे आराम मिलता। दवाइयाँ छोड़ने पर मुझे फिर से दर्द होने लगता था। मेरे परिवार में सभी परेशान रहते थे। मैं घर का काम नहीं कर पाती थी। मेरी बेटी भी यहीं राष्ट्रपति भवन में नौकरी करती है। उसे भी सर्वाइकल की परेशानी थी। उसने भी आचार्य रामगोपाल दीक्षित से अपना इलाज करवाया। उसे बहुत राहत मिली। उसने मुझे आचार्यजी का परामर्श दिया। मैंने भी अपना इलाज करवाया। अब मैं बहुत स्वस्थ महसूस कर रही हूँ और घर का काम करती हूँ, बिना किसी सहारे के उठती व बैठती हूँ। मैं न्यूरोथैरेपी का आभार व्यक्त करती हूँ।

□

सम्मतियाँ

न्यूरोथैरैपी के प्रति बढ़ती लोकप्रियता का कारण इस चिकित्सा-पद्धति से प्राप्त अच्छे परिणाम, न्यूरोथैरैपी चिकित्सकों का परिश्रम एवं सेवाभाव है।

—मोहनराव भागवत
(सरसंघचालक, राष्ट्रीय स्वयंसेवक संघ)

'Dr. Mehra has revived our ancestral heritage and Sh. Dixit has spread it around the society among all and sundry.'
—**Sushma Swaraj** (Minister of External Affairs)

आचार्य रामगोपाल दीक्षितजी द्वारा एक महीने की न्यूरोथैरैपी से मुझे बहुत लाभ हुआ है। यह चिकित्सा-प्रणाली भारत के गाँव-गाँव तक पहुँचाने में मेरा सहयोग आपके साथ है।

—नितिन गडकरी
(सड़क परिवहन एवं राष्ट्रीय राजमार्ग मंत्री, भारत सरकार)

Neurotherapy can treat diseases without any side effect and deserves to be promoted for the benefit of all. I wish Dr. Ram Gopal Dixit all success in life.
—**Sunil Gaur** (Hon'ble Justice Delhi High Court)

'After observing and listening to the wonderful results of

neurotherapy. I must declare that it deserves proper recognition by the Government as one of the medical theropies.'

—**Oscar Fernandes** (MP & Gen. Secy. AICC)

"Neurotherapy is miraculous. I have experienced it through the treatment given to me by Sh. Dixit."

—**Dinesh Trivedi**
(Formar Cabinet Minister)

'Neurotherapy is a scientific therapy. Sh. Dixit has given surprising results (cures) to my family any my friends through it.'

—**Dr. Nalini Kaul**
(Managing Director, Sir Ganga Ram Hospital)

'Sewa parmo dharma', Sh. Dixit has lived this saying. How many candles even a single candle can light–He has shown this to others and has set an example in front of the society.

—**Acharya Dr. Lokesh Muni**
(Founder, Ahinsa Vishwa Bharti)

"Neurotherapy is the Sun of my faith and its ray is Sh. Dixit, who removes the darkness of illness by reaching all the homes.

—**Keval Krishna Kumar**
(Chairman, Shakti Bhog Group of Industries)

श्री रामगोपाल दीक्षित की सच्ची श्रद्धा, लगन, व्यवहार-कुशलता एवं अथक प्रयासों के कारण ही आज न्यूरोथेरैपी-पद्धति उच्च शिखरों पर स्थापित हो रही है।

—**डॉ. लाजपत राय मेहरा** (जनक, न्यूरोथेरैपी)

□□□